Carl-Auer
Fachbücher für jede:n

für Helmut, für mein Du

Carmen C. Unterholzer

SELBSTWIRKSAM SCHREIBEN

WEGE AUS DER RAT- UND RASTLOSIGKEIT

Zweite Auflage, 2023

Reihe „Fachbücher für jede:n“
Reihengestaltung und Satz: Nicola Graf, Freinsheim, www.nicola-graf.com
Umschlaggestaltung und Umschlaggrafik: Heinrich Eiermann
Redaktion: Dr. med. Nicola Offermanns
Printed in Poland
Druck und Bindung: Dimograf Sp.z.o.o.

FSC www.fsc.org MIX Papier | Fördert gute Waldnutzung FSC® C018236

Klimaneutral Druckprodukt ClimatePartner.com/12995-2305-1007

Zweite Auflage, 2023
ISBN 978-3-8497-0398-1 (Printversion)
ISBN 978-3-8497-8219-1 (ePUB)

Bibliografische Information der Deutschen Nationalbibliothek:
Die Deutsche Nationalbibliothek verzeichnet diese Publikation in der Deutschen Nationalbibliografie; detaillierte bibliografische Daten sind im Internet über http://dnb.d-nb.de abrufbar.

Carl-Auer Verlag GmbH
Vangerowstraße 14 · 69115 Heidelberg
Tel. +49 6221 6438-0 · Fax +49 6221 6438-22
info@carl-auer.de

INHALT

Einleitung

Schreiben unterstützt uns bei Veränderungs- und Bewältigungsprozessen. Indem wir schreibend unsere Gedanken ordnen und Zusammenhänge klären, gelangen wir zu neuen Einsichten. Wir gewinnen Abstand, wir durchbrechen destruktive Muster. Diese Prozesse soll das Buch unterstützen. Es soll zeigen, wie Sie selbstwirksamer werden und die eigene Entwicklung schreibend in die Hand nehmen.

Vielleicht empfinden Sie die Arbeit mit diesem Buch als anstrengend. Ich versichere Ihnen: Die Mühe lohnt sich. Es könnte sein, dass Sie sich gewisse Fragen – Ihre Veränderung betreffend – nicht stellen wollen. Sie werden zweifeln: »Ach, das bringt ja doch nichts.« Oder: »Wozu soll ich mich abmühen?« Oder viel einfacher: »Morgen, morgen setze ich mich hin, morgen.« Und aus morgen wird übermorgen, aus übermorgen nächste Woche und so weiter. Es kann aber auch ganz anders sein: Sie nehmen die Hürde der Anstrengung und wenden sich interessiert den hier gestellten Fragen zu. Denn Sie können darauf vertrauen, dass dieses Buch Sie unterstützt, Ihre Selbstwirksamkeit zu entfalten, sie bewusst wahrzunehmen und sie gezielt einzusetzen. Oft ist der Blick auf die eigenen Stärken getrübt, der Zugang zu unseren Kompetenzen versperrt. Das Buch soll helfen, klarer, besser und vielleicht auch anders zu sehen.

Es ist ein Buch für Menschen, die sich intensiv mit sich selbst beschäftigen wollen. Lassen Sie sich beim Lesen und bei den Übungen Zeit, arbeiten Sie es in Ihrem Tempo durch. Es kann sinnvoll sein, es zwischendurch immer wieder den einen oder anderen Tag wegzulegen. Lesen Sie es nicht in einem Mal durch. Pausen zwischendrin erhöhen die Motivation dranzubleiben. Halten Sie immer wieder mal inne, lesen Sie den einen oder anderen Text noch mal und überprüfen Sie die Wirkung Ihres Schreibens.

Sie müssen auch nicht jede Schreibübung ausführen. Die Schreibanregungen sind das, als was sie bezeichnet werden: Anregungen. Wählen Sie aus dem Angebot der Übungen die für Sie passenden aus.

Hilfe zur Selbsthilfe

Sie als Leser:in und Nutzer:in dieses Buches stehen im Zentrum, Sie mit Ihrem Bedürfnis, mit Ihrem Wunsch, etwas, das in Ihrem Leben nicht passt, nicht mehr stimmig ist, zu verändern. Das Buch bietet Hilfe zur Selbsthilfe, es gibt Anregungen und Vorschläge, es begleitet Sie auf Ihrem Weg zur Veränderung. Die konkreten Schreibeinladungen lehnen sich zum einen an Methoden der systemischen Psychotherapie an, zum anderen an Methoden des kreativen Schreibens. Sie haben bereits vielen Menschen in meiner psychotherapeutischen Praxis geholfen.

Parallel zu einer Psychotherapie, einer Beratung oder einem Coaching kann Sie das Buch unterstützend begleiten. Auch ehemalige Therapieklient:innen profitieren davon, indem sie Veränderungen, die in der Therapie begonnen haben, schreibend fortsetzen und verfestigen. Das Buch richtet sich aber auch an Menschen, die keine Therapie machen, die gerne schreiben und die Erfahrung gemacht haben, dass es ihnen hilft. Ebenso können es Schreibunerfahrene nutzen, die mit Schreiben bisher noch wenig am Hut hatten, es aber probieren wollen.

Was Sie hier und auf den folgenden Seiten finden, ist eine Landkarte durch das Gebiet des Schreibens und des Sich-Veränderns. Sie bietet Ihnen Orientierung durch Markierungen, sie zeigt Wege auf, sie führt Sie langsam und behutsam ans Ziel. Es ist nicht der einzige Weg, sondern ein möglicher unter mehreren.

Sie können das Buch gezielt nutzen, indem Sie vorweg – bevor Sie mit der Arbeit am Buch beginnen – ein Vorhaben formulieren. Wo besteht Veränderungsbedarf, und was können Sie dafür tun? Wo legen Sie selbstschädigendes Verhalten an den Tag, das abzulegen an der Zeit wäre? Welches destruktive Muster würden Sie gerne unterbrechen? Damit Sie Ihr Ziel auch erreichen können, muss die Veränderung in Ihrem Einflussbereich liegen. Unsere Vorgesetzten, unsere Partner:innen werden wir nicht ändern, aber wir können unser Verhältnis zu ihnen verändern, unsere Einstellungen, Hoffnungen und Wünsche. Am Ende des Buches angelangt, werden Sie feststellen: Es hat sich tatsächlich was verändert.

Variable Schreibideen

Die Schreibanregungen sind sehr unterschiedlich. Manche sind zugespitzt auf Ihr »Veränderungsprojekt«, andere sind davon unabhängig. Es könnte sein, dass Sie kein konkretes Vorhaben verfolgen, sondern einfach gerne die Schreibübungen ausprobieren möchten. Formulieren Sie dafür die

Anregungen einfach um. Wenn ich beispielsweise empfehle: »Fokussieren Sie auf ein dominantes Gefühl, das Ihnen bei Ihrem Veränderungsprojekt immer wieder in die Quere kommt«, dann könnten Sie daraus machen: »Fokussieren Sie auf ein Gefühl, das Ihnen im Alltag immer wieder in die Quere kommt und Sie in Ihrem Leben behindert.« Einige Anregungen sind mehrteilig und erfordern mehr Zeit, andere wiederum begnügen sich mit ein paar Sätzen. Fast immer folgen den Übungsvorschlägen Fragen. Sie sollen Ihren Nachdenk- und Schreibprozess anstoßen, sie können, müssen aber nicht schriftlich beantwortet werden.

Zwischendurch schlage ich zweimal vor, eine vorläufige Bilanz zu ziehen. Die Bilanzen laden zum Innehalten und Nachspüren ein, aber auch zum Evaluieren. Geht es in eine für mich gute Richtung? Was ist mir bereits gelungen? Wo und an was kann ich Veränderung festmachen? Bin ich schon so weit, dass ich mich von schädigenden Einstellungen verabschiedet habe, sodass ich erste konkrete Schritte setzen kann, oder sollte ich noch an meinen Glaubenssätzen arbeiten? Was bräuchte ich noch, um nicht nur meine Gedanken, sondern auch mein Handeln zu verändern? Fragen wie diese zu beantworten, gibt Ihnen Sicherheit und Mut zum Weiterschreiben.

Ist es besser, mit der Hand zu schreiben, oder ist es auch möglich mit dem Smartphone, Laptop oder Tablet? Ich schreibe lieber mit der Hand, da ich dabei gründlicher nachdenke. Die motorische Bewegung des händischen Schreibens wirkt nachhaltiger – so meine Erfahrung. Der Psychiater und Neurobiologe Manfred Spitzer würde mir zustimmen. Beim Tippen werden weniger Hirnregionen aktiviert, die Bewegungen sind einfacher. Deswegen bleibt auch weniger hängen, wenn Menschen tippen und nicht händisch schreiben. Spitzer verweist auf einen Begriff aus der Lern- und Gedächtnispsychologie, auf die »Verarbeitungstiefe« eines Sachverhalts: »Je tiefer er verarbeitet wird, desto besser wird er im Gedächtnis gespeichert« (Spitzer 2014, S. 63). Glaubt man Forscher:innen, erlebt die Handschrift gerade ein Revival (Böhm 2020).

Allerdings muss der Vorschlag, händisch zu schreiben, für Sie anschlussfähig sein. Überlegen Sie, bevor Sie die Schreibanregungen umsetzen, welche Art zu schreiben für Sie passt. Jugendliche und junge Erwachsene, die hauptsächlich mit digitalen Medien arbeiten, die als »digital natives« kaum mehr mit der Hand schreiben, werden eher zu motivieren sein, wenn sie zum Schreiben Laptop, Smartphone oder Tablet nutzen können. Lutz von Werder (2017) schlägt einen Kompromiss vor: Wenn wir unsere Kreativität nutzen, erste Ideen entwickeln und erste Entwürfe verfassen, ist der Griff zum Stift, zur Schreibfeder angezeigt. Überarbeiten wir unsere Texte hingegen, feilen und schleifen wir an ihnen und wollen wir sie anderen überreichen, ist der Rechner das Mittel der Wahl. Nun, wie auch immer Sie sich entscheiden, das Schreiben wird Wirkung zeigen.

Ihr gesammeltes Wissen

Legen Sie sich – sollten Sie händisch schreiben – ein Heft oder ein Buch zu, erstellen Sie – wenn Sie die digitale Variante des Schreibens bevorzugen – einen neuen und eigens für Ihre Texte vorgesehenen digitalen Ordner. Sie sollten Ihr Medium griffbereit haben, um es immer dann, wenn Sie gerade Zeit oder Lust haben, mit Ihren Texten zu füllen. Sammeln Sie Ihre Texte, sie sollen über die Zeit des Lesens und Arbeitens mit diesem Buch hinaus verfügbar sein. Dann können Sie in Zeiten der Krise, eines drohenden »Rückfalls«, oder wenn neue Probleme auftauchen, darauf zurückgreifen. So werden Ihre Texte zu Ihrem Erste-Hilfe-Buch, zu einer Schatzkiste mit vielen hilfreichen, selbst erschriebenen Anregungen, die Sie sich bewahren sollten.

Suchen Sie sich einen guten Schreibplatz. Schreiben Sie nicht dort, wo Sie üblicherweise arbeiten. Es kann eine neue, gemütliche Ecke im Zimmer oder der Küchentisch sein, ein angenehmes Kaffeehaus, in dem Sie ungestört schreiben können, in der warmen Jahreszeit bieten sich Garten oder Parks an. Kümmern Sie sich nicht um Rechtschreibung, Zeichensetzung und Grammatik. Sie schreiben die Texte in erster Linie für sich. Anders als bei Literat:innen geht es hier nicht primär um den Text, um das Produkt. Es geht um den Prozess, der Erkenntnisse bringt, Klarheit schafft, Transformation fördert oder Abstand von Schwierigem bewirkt. Ist die therapeutische Wirkung bei Schriftsteller:innen lediglich eine günstige Nebenwirkung, ist sie bei therapeutisch Schreibenden vorrangig – sie stellt das angestrebte Ziel dar.

1 WIE WIR SELBSTWIRKSAMER WERDEN

Was verstehen wir unter Selbstwirksamkeit? Welche Faktoren beeinflussen sie positiv? Wie können wir diese positiven Aspekte nutzen und verstärken? Lassen Sie uns mit einer Geschichte einsteigen. Das Beispiel von Vera, eine meiner früheren Klient:innen, zeigt Antworten auf.

> **VERA** ist die Letztgeborene einer kinderreichen Familie. Für die Eltern – hart arbeitende Landwirte, die sich abmühen, ihren kleinen Betrieb über Wasser zu halten – hatte Bildung wenig Bedeutung. So wurde aus Vera eine Einzelhandelskauffrau. Bereits mit 18 Jahren klagte sie über Rückenbeschwerden vom Stehen hinter der Verkaufstheke. »Arbeit ist kein Honiglecken«, so reagierten die Eltern auf ihr Leiden. Zehn Jahre lang fügte sie sich ihrem beschwerlichen Schicksal – ihren schmerzenden Rücken erduldete sie mal leiser, mal lauter klagend. Eine ihrer Schwestern tanzte aus der Reihe. Die Vorletztgeborene studierte an einer Kunstuniversität Film, ihr erster Spielfilm lief gerade in den Kinos an. Sie war es, die ihrer »kleinen« Schwester den Floh ins Ohr setzte: Sie solle doch über den zweiten Bildungsweg die Reifeprüfung nachholen, um ihrem Verkäuferinnendasein zu entkommen. »Wie soll ich das bei einer Arbeitszeit von vierzig Stunden schaffen?«, reagierte Vera auf den Vorschlag. Bereits in der Pflichtschule habe sie erlebt, dass sie zu dumm

für eine weiterführende Schule sei. »Blödsinn«, entgegnete ihre Schwester. Auch sie war keine gute Schülerin, bis sie an der Kunstuniversität erfahren habe, wie viel Spaß es mache, etwas zu lernen, das einen wirklich interessiere. Die Idee der Schwester ließ Vera nicht mehr los. Ein halbes Jahr später saß sie abends in der Schule, drei Jahre darauf hatte sie das Reifezeugnis in der Tasche – Abschluss mit Auszeichnung. Beflügelt vom Erfolg begann sie ein Architekturstudium. Nach fünf Jahren hatte sie ihren Titel, kurz darauf eine Fixanstellung bei einer renommierten Architektin, in deren Büro sie bereits während des Studiums gejobbt hatte. Heute ist sie Partnerin in diesem Architekturbüro. Die Auftragslage ist gut, die Wettbewerbe sind interessant, die Arbeit als Architektin macht Spaß. Ab und zu spürt Vera noch ihren Rücken. Dann weiß sie: »Aha, ich muss wieder mehr auf meinen Körper hören und für einen besseren Ausgleich zwischen An- und Entspannung sorgen.« Was so leicht und locker klingt, war klarerweise nicht so einfach. Die Monate und Jahre, die zur Reifeprüfung führten, waren schwierig gewesen, für ihren Rücken eine Zumutung, für ihr Durchhaltevermögen eine gewaltige Herausforderung. In diesen schwierigen Zeiten hatte ihr dreierlei geholfen: Zum Ersten der *Blick zurück auf das, was sie bereits geschafft hat.* Zum Zweiten unterstützten sie die *Gespräche* mit ihrer Schwester, *die sie stärkten und motivierten* dranzubleiben, und zum Dritten waren ihr *Ehrgeiz und ihre Selbstdisziplin wichtige Verbündete* in dieser arbeitsintensiven Zeit.

Es müssen nicht immer so weitreichende Erfahrungen von Selbstwirksamkeit sein wie die von Vera. Oft sind sie weniger tiefgreifend, aber deshalb nicht weniger wichtig. Wir alle haben Selbstwirksamkeit erfahren, wir haben erfolgreich Projekte abgeschlossen, Präsentationen einwandfrei durchgeführt, Kinder gut durch Krisen begleitet, sind Freund:innen in schwierigen Zeiten stärkend zur Seite gestanden – es gibt wenig, was uns mehr ermutigt als Erfolge.

Selbstwirksamkeit ist das Vertrauen in unsere Fähigkeiten und die Erfahrung, dass wir etwas bewirken, etwas verändern, dass wir gestalten können. Wer sich selbstwirksam erlebt, glaubt an seine Möglichkeiten, etwas zu beeinflussen, ist gesünder und zuversichtlicher. Sie/er ist gerüstet, um mit rasanten Veränderungen beruflicher und gesellschaftlicher Natur – und damit einhergehenden Verunsicherungen – besser umzugehen. Je öfter wir die Erfahrung machen, etwas gut zu meistern, je öfter wir gute Entwicklungen uns selbst zuschreiben, umso stabiler stehen wir in der Welt. Wir wissen, dass wir das, was wir uns vornehmen oder was andere von uns fordern, schaffen.

Unsere Versagens- und unsere Zukunftsängste sind geringer. Erleben wir uns selbstwirksam, sind wir offen für Neues. Manche Sozialwissenschaftler:innen gehen noch einen Schritt weiter: Sie gehen davon aus, dass Menschen, die sich als selbstwirksam erleben, weniger anfällig für politischen Extremismus und totalitäre Tendenzen sind (El-Mafaalani 2020).

Wenn wir erleben, wie wir mit unserem Wissen, mit unseren Kenntnissen und mit unserer Einsatzbereitschaft Ziele erreichen, stärkt uns dies auch für künftige Herausforderungen. Zu wissen, zu erleben, dass wir Schwieriges aus eigener Kraft bewältigen, dass wir es sind, die es geschafft haben – nicht günstige Zufälle oder glückliche Fügungen –, führt zu dem, was Albert Bandura – ein Psychologieprofessor an der Universität Stanford – 1977 eine erhöhte Selbstwirksamkeitserwartung genannt hat, also die Gewissheit, neue oder schwierige Anforderungen aufgrund eigener Kompetenz bewältigen zu können (Bandura 1977).

Günstige Faktoren

Studien belegen: Wer aufgrund von positiven Erfahrungen in der Erwartung von Selbstwirksamkeit lebt, ist erfolgreicher und weniger belastet. Sie/er bewältigt nicht nur kritische Ereignisse besser, sondern leidet seltener unter Angststörungen und Depressionen. Sie/er kann mit Schmerzen besser umgehen und hat ein weniger anfälliges Immunsystem. Die sozialen Beziehungen sind besser, das allgemeine Wohlbefinden ist höher als das von Menschen mit geringerer Selbstwirksamkeitserwartung. Aber wie gelangen wir zu dieser Gewissheit? Was sind günstige Bedingungen, um sich als selbstwirksam zu erleben?

Albert Bandura (ebd.) spricht von vier Faktoren, die unsere Selbstwirksamkeitserwartung erhöhen: bereits erfahrene Erfolge, Erfolge von anderen, uns ähnlichen Menschen, Ermutigung und Unterstützung und als vierter und letzter Faktor die stärkende Interpretation körperlicher Reaktionen (siehe Abb. 1, S. 14).

- Unser Zutrauen in unsere Möglichkeiten und Kompetenzen, Anforderungen und Erwartungen zu erfüllen, wird durch Erfolgserlebnisse gestärkt. Wenn wir schwierige Situationen bewältigen, wächst der Glaube an unsere eigenen Fähigkeiten. Wir trauen uns auch in Zukunft mehr zu – vorausgesetzt, wir schreiben uns das Gelingen selbst zu. Wenn wir eine hohe

Selbstwirksamkeitserwartung haben, bemühen wir uns mehr, wir üben mehr. Dies wiederum hat zur Folge, dass wir bessere Ergebnisse erzielen und dadurch ausdauernder und beharrlicher sind. Durch Misserfolgserfahrungen sinkt unsere Selbstwirksamkeitserwartung, wir zweifeln an unserem Können. Wir werden zögerlich oder vermeiden in Zukunft ähnliche Herausforderungen.

- Wir lernen auch, indem wir Menschen beobachten, die uns ähnlich sind, die uns nahestehen. Veras Beispiel mit ihrer Schwester zeigt dies deutlich.
- Weiterhin ausschlaggebend für eine hohe Selbstwirksamkeitserwartung sind Unterstützer:innen, Menschen, die uns gut zureden, die uns etwas zutrauen. Als ich mit Mitte zwanzig gegenüber meinem älteren, bereits berufstätigen Bruder zweifelte, ob ich wohl genügend Durchhaltevermögen für mein Studium hätte, sagte er ganz lapidar – er ist kein Mann großer Worte: »Ach, wenn du dir was in den Kopf setzt, dann ziehst du es auch durch.« Mehr brauchte er nicht zu sagen. Immer dann, wenn ich daran zweifle, ob ein Projekt gelingt, fällt mir sein Satz ein – so, als hätte er sich in mein Hirn gebrannt.

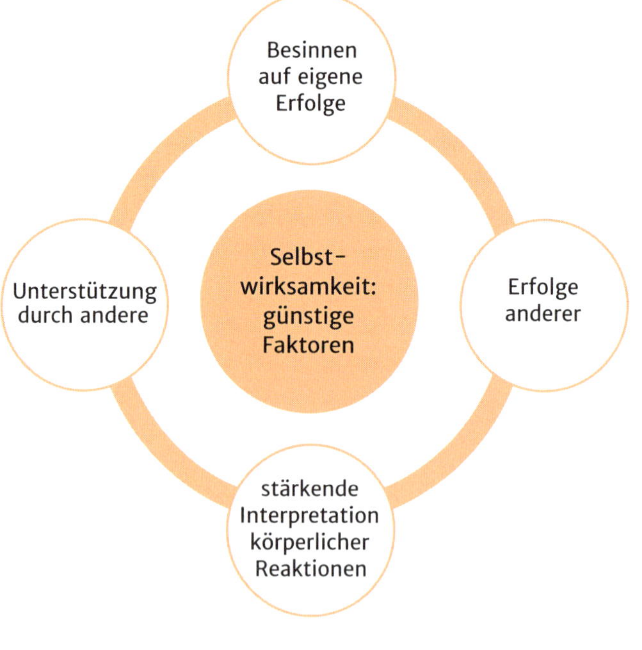

Abb. 1: Günstige Faktoren für die Selbstwirksamkeit (nach Bandura 1977)

- Als letzten Faktor – neben Erfolgserlebnissen, Lernen an anderen und sozialer Unterstützung – zählt Bandura die stärkende Interpretation körperlicher Sensationen. Wenn wir hohen Anforderungen ausgesetzt sind, reagiert unser Körper, das Herz klopft, wir zittern, unser Atem wird flach. Wenn wir diese Reaktionen unseres Körpers nicht als Vorboten des Versagens, sondern als freudige Erregung interpretieren, stärkt das unser Vertrauen in uns selbst und somit die Selbstwirksamkeit.

Abbildung 1 fasst die vier Komponenten der Selbstwirksamkeit noch mal zusammen.

> **VERA** war es möglich, sich auf ihre Erfolge in der Schule zu besinnen. Jede bestandene Prüfung, jede geschaffte Schularbeit definierte sie als wichtige Zwischenetappe in Richtung Reifeprüfung. Jedes positive Zeugnis feierte sie als persönlichen Sieg. Statt ihren Blick auf Anstrengung und Mühsal zu richten, lenkte sie ihn – wenn nicht immer, so zumindest meist – auf das, was ihr gelang. Ihre Schwester diente ihr als Beispiel. Sie hatte ihr gezeigt, dass man, auch wenn man aus einer bildungsfernen Familie stammte und keine großartige Schülerin war, ein Studium schaffen konnte. Die Erfolge der Schwester waren für Vera Ansporn und Motivation zum Weitermachen. Aber es waren nicht nur die Taten der Schwester, auch ihre Worte trösteten Vera bei verhauenen Prüfungen, halfen über Selbstzweifel hinweg und stellten ihre selbstkritischen Stimmen etwas leiser. Mit ihren Rückenschmerzen konnte sie anders umgehen. Sie sah sie als hohen Preis, den sie auf dem Weg zum Ziel zu zahlen hatte, und später – als Architektin – als sinnvolles Warnsignal, wenn sie wieder mal über ihre Grenzen ging.

Blick auf Ressourcen

Jahrzehntelang orientierte sich die Psychologie an Defiziten, Diagnosen und Störungen. Im Fokus war das Kranke, die Schwäche, die Störung. Als um die Wende zum 20. Jahrhundert Sigmund Freud die Psychoanalyse entwickelte, verfestigte sich ein bestimmter Blick auf Menschen. Im Fokus waren ihre Neurosen, Komplexe und Mängel. Auch andere psychodynamische Ansätze arbeiteten defizitorientiert – in der Annahme, das Erkennen, das Bewusstwerden der Defizite sei wesentlich für ihre Auflösung.

Einer der ersten, die sich um einen anderen Zugang zu Menschen und deren Problemen bemühte, war der israelische Medizinsoziologe Aaron Antonovsky.

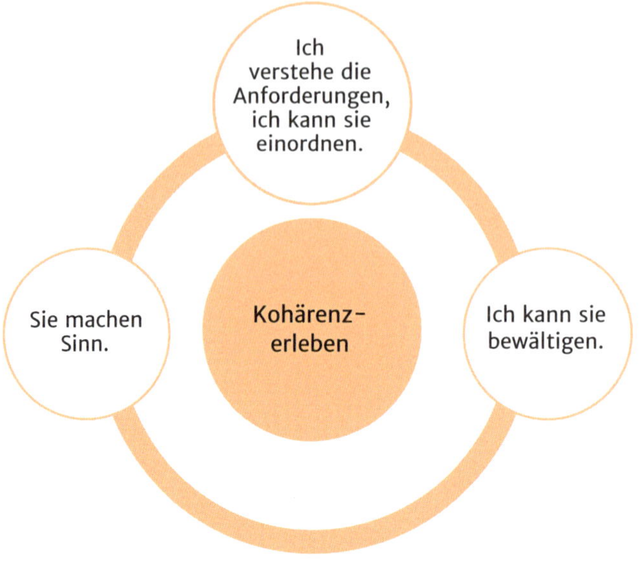

Abb. 2: Kohärenzerleben nach Antonovsky (1997)

Er entwickelte eine Art »Gegenprogramm« zur Pathogenese, oder besser, eine Ergänzung dazu: die Salutogenese. Sie nimmt in Augenschein, was Menschen gesund werden lässt und was sie gesund hält. Wesentlich dabei sei das Kohärenzgefühl, ein »dynamisches wie beständiges Gefühl des Vertrauens« (Antonovsky 1997, S. 16). Je ausgeprägter es ist, desto gesünder bleibt ein Mensch oder desto schneller wird er wieder gesund. Dieser »sense of coherence« besteht aus drei Komponenten: aus der Verstehbarkeit, dem Gefühl der Handhabbarkeit und dem Gefühl der Bedeutsamkeit oder Sinnhaftigkeit (siehe Abb. 2).

- Mit »Verstehbarkeit« meint Antonovsky die Fähigkeit, Zusammenhänge zwischen den verschiedenen Lebensereignissen herzustellen, sie zu erklären und sie einzuordnen.
- Das Gefühl von Handhabbarkeit benennt unsere Fähigkeit zu realisieren, dass wir über geeignete Ressourcen verfügen, um die Anforderungen, die das Leben uns stellt, zu bewältigen. Belastende Ereignisse gehören zum Leben, aber wir tragen das Vertrauen in uns, dass wir mit ihnen umgehen können, da wir über ausreichend Handlungs- und Bewältigungsmöglichkeiten verfügen.
- Die Sinnhaftigkeit betrifft unsere Einschätzung, dass schwierige Zeiten und Krisen es wert sind, Energie zu investieren. Wer dies als sinnvoll

betrachtet, ist bereit, Herausforderungen anzunehmen und sie mit Bedeutung zu versehen.

Die Abbildung 2 verdeutlicht die drei Komponenten des Kohärenzerlebens.

Ressourcen- und resilienzorientierte Therapierichtungen rücken in den letzten Jahrzehnten zunehmend stärker in den Vordergrund. Der Begründer der modernen Hypnotherapie, Milton H. Erickson, ist selbst das beste Beispiel für ein ressourcenorientiertes Leben.

Als 18-Jähriger erkrankte er an Poliomyelitis. Die Kinderlähmung bedrohte zunächst sein Leben, dann fesselte sie ihn an den Rollstuhl. Durch intensive Autohypnose schaffte er es, seine Nerven wieder zu aktivieren und die erschlafften Muskeln zu stärken. Nach einem Jahr konnte er wieder auf Krücken gehen. Um sich weiter zu kräftigen, paddelte er, noch deutlich geschwächt, 600 Meilen den Mississippi hinunter und wieder hinauf. Danach brauchte er seine Gehhilfen nicht mehr. Erst im Alter holte ihn die Poliomyelitis wieder ein, und er verbrachte die letzten Jahre – in seinem Haus in Phoenix – lehrend im Rollstuhl. Er war der Überzeugung, dass Menschen über alle Fähigkeiten verfügen, die sie brauchen, um im Leben erfolgreich zu sein. Sie hätten im unbewussten Erfahrungsschatz alle wichtigen Kompetenzen gespeichert, die sie für eine gesunde Lösung aller Probleme brauchen. Oft seien sie nicht zugänglich, noch öfter würden sie nicht ausreichend aktiviert und genutzt. Die Selbstheilungskräfte und kreativen Ressourcen von Menschen lägen im Unbewussten brach. Sie gelte es ins Bewusstsein zu holen und für den Heilungsprozess zu nutzen. Rigide, einengende Denkmuster versperrten den Zugang zu diesem Schatz (Schmidt 1980).

Der Begriff Ressource ist eng verknüpft mit jenem der Resilienz. Interessanterweise ist Resilienz ein Begriff aus der Werkstofftechnik. Er bezeichnet die Eigenschaft eines Materials, nach starker Verformung wieder die ursprüngliche Gestalt annehmen zu können. Ähnliches meinen wir, wenn wir von resilienten Menschen sprechen. Wer resilient ist, weiß in schwierigen Situationen die ihr/ihm zur Verfügung stehenden Ressourcen zu nutzen. Rosemarie Welter-Enderlin, eine Schweizer Psychotherapeutin und Fachfrau in Sachen »Resilienz« definiert diesen Begriff folgendermaßen: »Unter Resilienz wird die Fähigkeit von Menschen verstanden, Krisen im Lebenszyklus unter Rückgriff auf persönliche und sozial vermittelte Ressourcen zu meistern und als Anlass für Entwicklung zu nutzen« (Welter-Enderlin u. Hildenbrand 2006, S. 13).

Schreibanregung Nr. 1

Sie haben nun einiges über Selbstwirksamkeit und über günstige Faktoren gelesen. Vielleicht wollen Sie das Gelesene noch mal vor Ihrem geistigen Auge Revue passieren lassen und die für Sie wichtigen Schlüsse daraus ziehen. Machen Sie es jedoch nicht in Ihrer üblichen Art, sondern nutzen Sie Ihre Kreativität.

- Gestalten Sie ein »Akrostichon« – der Begriff stammt aus dem Griechischen: *akros* ist die »Spitze«, *stichon* ist der »Satz«, die »Zeile«.
- Verwenden Sie die Buchstaben des Wortes »Selbstwirksamkeit« als Anfangsbuchstaben einer jeweiligen Zeile. Die Zeile kann aus einem einzigen Wort, aber auch aus einem vollständigen Satz bestehen.
- Was fällt Ihnen zum Begriff »Selbstwirksamkeit« ein?

Als Anregung hier Veras[1] Akrostichon:

Sich gut um sich kümmern
Erfolge wahrnehmen und sich mit
Lieben Menschen umgeben
Blicke werfen auf das, was gelingt
Sinn suchen
Trost finden
Werte nicht aus den Augen verlieren
Irrelevantes vergessen
Relevantes erkennen
Kreativ
Sein
Achtsam sein
Mut haben und Ausdauer
Keine Scheu vor Veränderung – im Gegenteil
Erfolge anderer wahrnehmen und aus
Ihnen lernen
Trau dich

1 Ich danke meinen Klient:innen und den Teilnehmer:innen meiner Schreibgruppen für die Bereitstellung ihrer Texte. Um ihre Anonymität zu wahren, wurden die Namen verändert.

Konzentriertes Nachdenken über sich

Seit 20 Jahren – nach umfassenden Studien – scheint eines klar zu sein: Menschen tun gut daran, ihre eigenen Ressourcen zu aktivieren. Psychotherapieforscher haben festgestellt, dass 40 Prozent von dem, was in Therapien wirkt, die Ressourcen sind, die Klient:innen mitbringen (Asay u. Lambert 2001). Andere Studien sprechen gar von 70 Prozent (Tallman u. Bohart 2001, S. 90).

Wenn es uns gelingt, unsere persönlichen Stärken zu aktivieren, positive Emotionen und Erwartungen zu fördern, trägt dies auch außerhalb einer Psychotherapie zu einem gelingenden Leben bei. Es forciert unsere Selbstverantwortung und das Vertrauen in unsere eigenen Kräfte. Dann erleben wir uns als selbstwirksam (von Wachter u. Hendrischke 2017). Aber Achtung: Auch das Leiden verlangt Aufmerksamkeit. Schwierige Lebensphasen, Verletzungen, Kränkungen und Enttäuschungen gehören zum Leben wie Freude und glückliche Momente. Wer die Leidensdimension nicht beachtet, dessen Ressourcenaktivierung wird hohl wie die Rede vom »positiven Denken«.

Wenn 40 Prozent oder gar 70 Prozent dessen, was in Therapien wirkt, extratherapeutische Ereignisse und Klient:innenressourcen sind, gilt es, sie zu nutzen. Schreiben ist eine Möglichkeit, sich dieser Faktoren zu bedienen. Viele Menschen haben im Laufe ihres Lebens erfahren, dass ihnen Schreiben hilft, sei es das Tagebuch- oder das Briefeschreiben, sei es auch nur das Notieren von ein paar Gedanken. Wenn dem so ist, dann könnte es ein Fehler sein, es nicht gezielt zu nutzen. Verwenden Sie dieses Buch als Raum für fokussierte Selbstreflexion. Betrachten Sie die einzelnen Schreibanregungen als Übungen und verwenden Sie sie für Ihre eigenen kreativen Lösungen.

Schreibanregung Nr. 2

Wenn Sie sich entschieden haben, dieses Buch zu lesen und mit ihm zu arbeiten, besteht bei Ihnen der Wunsch, sich selbstwirksamer zu erleben. Vielleicht steht schon länger eine Veränderung an, die Sie nun angehen möchten und bei der Sie das Buch unterstützen kann. Es muss nichts Großes sein: dreimal in der Woche eine halbe Stunde spazieren gehen, wieder regelmäßig einmal in der Woche meditieren oder gesünder essen. Es kann auch eine größere Veränderung sein wie ein Berufswechsel oder eine schon lange angedachte Trennung.

- Nehmen Sie sich für die nächste Übung Zeit und denken Sie über diesen Wunsch nach: Wobei möchten Sie selbstwirksamer sein?
- Wichtig ist, dass das Anliegen realistisch – also erreichbar – und attraktiv für Sie ist. Es sollte Sie motivieren dranzubleiben.

Wenn ich sage, ich will mir in den nächsten Monaten diese oder jene ungesunde Angewohnheit abtrainieren, klingt es weniger erstrebenswert, als wenn ich es folgendermaßen formuliere: »Ich werde in den nächsten Monaten meine Rückengymnastik regelmäßig zweimal wöchentlich machen, um meine Körperhaltung zu verbessern, um ein angenehmeres Körpergefühl zu bekommen und mit mehr Leichtigkeit durch das Leben zu gehen.«

Sie sollten Ihr Anliegen möglichst konkret definieren und am besten mit einem Zeitpunkt versehen, zu dem Sie das Ziel erreichen möchten. Zum Beispiel formulierte eine meiner Klient:innen, die an schweren Migräneattacken litt und sich selbst zehn Psychotherapieeinheiten »verschrieb«, ihr Ziel folgendermaßen: »Ich werde in den nächsten Monaten stark auf meine Bedürfnisse achten, um dem Kopf Leichtigkeit und mir gute Laune zu gönnen. Bis zum Ende der Therapie – also in etwa einem Jahr – ist mein Vorhaben umgesetzt.«

- Was sollte an die Stelle dessen, was Sie verabschieden möchten, treten?
- Welche guten Gefühle verbinden Sie mit der Vorstellung, das Ziel erreicht zu haben?

Halten Sie die Antworten auf die Fragen schriftlich fest und formulieren Sie abschließend Ihr Ziel in einem Satz.

Um sich selbstwirksam zu erleben, ist es sinnvoll, sich auf eigene Erfolge zu besinnen – Bandura verweist darauf. Die nächste Übung dient dazu, diesen für die Selbstwirksamkeit günstigen Faktor zu aktivieren.

Schreibanregung Nr. 3

Neben Erfolgen anderer, uns wichtiger Menschen und neben Unterstützer:innen stärkt es uns, wenn wir auf Gelungenes fokussieren.
Richten Sie Ihren Blick darauf. Wir fassen den Begriff des Gelingens weit: Es muss keine Heldentat sein, es kann etwas Kleines sein: ein gutes Gespräch mit einer Freundin, Hilfe für die Nachbarin oder ein gut über die Bühne gebrachtes Projekt.

- Beschreiben Sie Ihr Erfolgserlebnis möglichst detailreich.
- Beschreiben Sie Ihren Anteil am Gelingen.
- Was sagt die Tatsache, dass Ihnen dies gelungen ist, über Sie aus?

Innehalten und verlangsamen

»Ich spieße die Zeit mit der Feder auf.«
Virginia Woolf

Ähnlich wie beim Meditieren löst sich beim Schreiben die Zeit auf, sie spielt keine Rolle mehr, sie wird »entmachtet«. Wir sind auf eine einzige Sache – nämlich auf das Schreiben – konzentriert, und dies beeinflusst unser Zeitempfinden. Wir schotten uns nach außen ab, Kinder können rufen, Telefone klingeln, Wecker läuten – oft nehmen wir dies nicht mehr wahr, weil wir uns voll und ganz auf das Schreiben eingelassen haben. Schreibend können wir innehalten, schreibend können wir die Zeit, wenn schon nicht anhalten, so zumindest verlangsamen. Diesen meditativen Charakter hat die amerikanische Schriftstellerin Anaïs Nin in einem ihrer Tagebücher treffend beschrieben:

> *» Wir schreiben (…), um unser Bewusstsein vom Leben zu vertiefen. (…) Wir schreiben, um das Leben zweimal zu kosten: im Augenblick und in der Rückschau. (…) Wir schreiben, um unser Leben zu transzendieren, um darüber hinauszugreifen. (…) Wir schreiben, um unsere Welt zu erweitern, wenn wir uns stranguliert fühlen, eingeengt und einsam. «*
> *(Nin 1974, S. 214)*

Schreibend können wir verweilen und nachsinnen, nachspüren, nacherzählen – eben das Leben ein zweites Mal kosten. Schreiben wir nicht, droht uns das Leben zwischen den Fingern zu zerrinnen. Menschen, die schreiben – und ich meine nicht Menschen, die Berichte oder Protokolle verfassen, sondern Menschen, die schreibend ihr Leben reflektieren –, wissen, was Anaïs Nin damit meint. Je mehr wir im Alltagstrott, in der Routine versinken, desto schneller verfliegt die Zeit, desto rasanter scheint unser Leben zu vergehen. Starkes, intensives Erleben dehnt unsere Zeitwahrnehmung genauso wie eine hohe

Konzentration auf uns selbst. Unser Zeitempfinden beeinflussen zu können, diesen reißenden Strom zumindest für die Zeit des Schreibens zu verlangsamen, ist ein starkes Erleben von Selbstwirksamkeit. Dieses intensive Erleben, das Innehalten und die hohe Konzentration auf das, was gerade ist, werden durch eine achtsame Haltung verstärkt.

Aufmerksam und gegenwärtig

Eine achtsame Haltung baut auf vier Elementen auf (Kabat-Zinn 2013). Das erste ist die *bewusste Lenkung der Aufmerksamkeit*. Wie wir unsere Aufmerksamkeit lenken, bestimmt ganz wesentlich, wie wir die Welt und uns selbst erleben. Durch die Auswahl dessen, was wir beobachten, gestalten wir unsere Erfahrungen. Meist lenken wir unsere Aufmerksamkeit unbewusst. In einer achtsamen Haltung dagegen lenken wir sie bewusst auf die jeweils gegenwärtige Innen- und Außenwelt. Beim Schreiben ist es gut und sinnvoll, darauf zu achten, welchen Geschichten wir Aufmerksamkeit schenken. Sind es nur jene des Schmerzes und der Enttäuschungen oder rücken auch gute Erfahrungen, Ausnahmen vom Leiden in unseren Fokus?

Das zweite Element ist die *Gegenwärtigkeit*. Mit unserer Aufmerksamkeit sind wir selten bei gegenwärtigen Erfahrungen. Meist pendeln wir zwischen Vergangenheit und Zukunft. Wir sind oft zu schnell auf Zeitreisen, wir sind bei dem, wie der Kollege gestern etwas gemeint haben könnte, oder bei dem, was morgen ansteht, was nächste Woche zu erledigen ist. Wir vergessen, dass wir in der Gegenwart existieren, dass wir nur sie unmittelbar erleben können. Anaïs Nin ist beizupflichten, wenn sie meint, dass wir schreibend im Augenblick verweilen.

Akzeptanz ist der dritte Aspekt. Wir sind gewohnt zu urteilen, zu bewerten – entweder zu loben, anzuerkennen oder zu kritisieren. Wir haben verlernt, einfach nur wahrzunehmen, zu beobachten, ohne zu bewerten. Wir können den gegenwärtigen Moment aber nur dann wirklich wahrnehmen, wenn wir ihn nicht gleichzeitig beurteilen. Den gegenwärtigen Moment anzunehmen, wie er ist, setzt Akzeptanz voraus. Nur wenn wir nicht bewerten, können wir wirklich hinschauen. Die Haltung »Es ist, wie es ist« einzunehmen bedeutet nicht Resignation, sondern sie ist oft der erste Schritt zur Veränderung, da wir wirklich erkennen, erspüren, wahrnehmen. Diese Haltung kommt uns auch beim Schreiben zugute. Wenn wir die strenge Kritiker:in in uns entmachten, erleichtert uns dies das Schreiben sehr. Wenn wir nicht glauben, nobelpreisträchtige Texte produzieren zu müssen, stoßen wir eher auf Erkenntnisse und für uns wichtige Erfahrungen. Überhöhte Ansprüche können uns das Schreiben vermiesen.

Wahrnehmen, was ist

Die *innere Beobachter:in* ist das vierte und letzte Element einer achtsamen Haltung. Wir nehmen Gedanken als Gedanken wahr, Gefühle als Gefühle, Körperempfindungen als Körperempfindungen. Wir beobachten, was kommt und geht und kommt und geht. Passend ist die Metapher des Gästehauses: Gefühle, Gedanken, Körperempfindungen heißen wir wie Gäste willkommen und lassen sie auch wieder gehen. Wir eliminieren, zensieren und unterdrücken keine Gefühle, keine Gedanken und keine Körperempfindungen. Wir nehmen wahr, wir beobachten und verabschieden wieder. Wir halten die Aufmerksamkeit konstant auf den Moment gerichtet (Kabat-Zinn 2013). Beim Schreiben der inneren Beobachter:in zu folgen und weniger der strengen Kritiker:in, macht das Schreiben gewinnbringender und lustvoller.

Schreibanregung Nr. 4

Üben Sie sich im achtsamen Schreiben. Lenken Sie Ihre Aufmerksamkeit auf Ihre Innenwelt und bleiben Sie schreibend im Moment. Beschreiben Sie das, was Sie gerade spüren, fühlen, hören, riechen, denken, wahrnehmen. Wenn Ihre Gedanken bei dem sind, was gestern war, oder bei dem, was morgen sein wird, lenken Sie sie wieder behutsam in die Gegenwart, ins Jetzt. Beginnen Sie zu schreiben.

- Was nehmen Sie wahr?
- Was drängt sich in den Vordergrund?
- Welche Gedanken nehmen Sie jetzt wahr?
- Welche Gefühle sind jetzt spürbar?
- Haben Sie das Bedürfnis zu werten? Nehmen Sie es wahr und lassen Sie es weiterziehen.

Folgen Sie Ihrer inneren Beobachter:in, halten Sie fest, was sie wahrnimmt, ohne zu zensieren, ohne zu beurteilen. Und lassen Sie sich Zeit!

Schreiben hat nicht nur meditative Wirkung, es fördert auch unser kreatives Potenzial. Kreativität ist eine lebenswichtige Ressource. Welche bedeutende Rolle sie – auch in Extremfällen – spielt, ist vielfach belegt. Ruth Klügers lyrisches Schaffen im Konzentrationslager Auschwitz-Birkenau half ihr beim Überleben des mörderischen Chaos: »Ich hab den Verstand nicht verloren, ich hab Reime gemacht« (Klüger 1992, S. 127). Das schreibt sie Jahrzehnte später. Nelly Sachs hat ihre psychotischen Episoden Zeit ihres Lebens auch mithilfe ihres Schreibens überlebt (Fritsch-Vivié 2010, S. 39).

Häufig behaupten Menschen, sie seien unkreativ. Diese Annahme ist falsch. So wie jeder Mensch ein Körpergewicht hat, besitzt auch jede:r kreative Fähigkeiten (Kast 2015). Kreativität ist als schöpferische Kraft eine Grundeigenschaft des Gehirns. Sie ist kontextabhängig und sie hat Feinde: Routinen, Stress und Hektik, Anspannung und strenge Konzentration sind ihre größten Feinde. Wer sich kreativ erleben will, braucht eine gute Balance zwischen Anspannung und Entspannung. Sie kennen das wahrscheinlich: Sie grübeln angestrengt über etwas nach, mühen sich ab, und Sie finden keine Lösung oder kommen zu keiner zündenden Idee. Einige Zeit später sitzen Sie gedankenverloren im Bus oder Sie spazieren nach Hause, Sie denken an nichts, und plötzlich ist sie da: die Idee, nach der Sie verbissen gesucht haben. Förderlich für die Kreativität sind – neben einem guten Verhältnis von Anspannung und Entspannung – eine ungewöhnliche Umgebung und das Verlassen unserer Komfortzone, denn Weiterentwicklung geschieht im Experimentierraum.

Die eigene Kreativität erleben

Schreibend erfahren wir unsere Kreativität. Wir erleben, wie wir für unser Empfinden, unsere Gedanken Worte finden, wie sie aufs Papier fließen oder am Bildschirm erscheinen. Wir suchen nach genauen, treffenden Begriffen, schreibend beginnen wir zu verstehen, Zusammenhänge zu erkennen, Mechanismen zu begreifen. Wir finden für unser Spüren und Empfinden ungewöhnliche Metaphern, wir erschreiben Ansätze von Lösungen. Wir erweitern also unseren begrenzten Handlungsspielraum, indem wir unser Unbehagen, unsere Ängste oder Konflikte verschriftlichen. Der Berliner Schreibpädagoge Lutz von Werder spricht in diesem Zusammenhang – sich auf Rilke beziehend – von der »Transformation des Leidens in Ästhetik« (von Werder 1996, S. 208).

Wenn wir leiden, kann Schreiben Erleichterung verschaffen. Sich mit dem zu beschäftigen, was anders sein könnte, macht unser Leiden manchmal etwas erträglicher. Im sechsten Kapitel wird davon ausgiebig die Rede sein. Klient:innen erzählen immer wieder, wie lustvoll es für sie sein kann, schreibend Möglichkeitsräume zu betreten. Es mache sie beschwingter, stimme sie zuversichtlicher und heiterer. Kreative Schaffensprozesse und das Gelingen eines Textes lösen tiefe Zufriedenheit aus, sie zeugen von innerer Vielfalt (Unterholzer 2017, S. 172). Wir müssen allerdings darauf achten, nach dem Schreiben nicht in den Realitätsschock zu fallen. Dem können wir entkommen, wenn wir die Frage nach einem ersten kleinen, klitzekleinen Umsetzungsschritt im Auge behalten. Was lässt sich am ehesten vom Möglichkeits- in den Wirklichkeitsraum transferieren? Und oft ist es mehr, als wir ursprünglich glaubten.

Beachte:

- Selbstwirksamkeit basiert auf dem Vertrauen in unsere Kompetenzen und der Erfahrung, dass wir etwas bewirken und verändern können.
- Günstige Faktoren für die Selbstwirksamkeit sind Erfolgserlebnisse, Unterstützer:innen, Vorbilder und stärkende Interpretation körperlicher Empfindungen.
- Wenn wir auf unsere Ressourcen fokussieren, stärkt dies unsere Selbstwirksamkeit.
- Resiliente Menschen wissen ihre Ressourcen zu nutzen.
- Schreiben kann unsere Ressourcen fördern und intensivieren.
- Schreiben lässt uns innehalten und uns in unserer Kreativität erleben.

2 WIE SCHREIBEN WIRKT

»Das Schreiben wird überleben, einfach weil es notwendig für das Leben ist.«

Hélène Cixous

In Tagebüchern, Essays und Interviews von Schriftsteller:innen finden sich immer wieder Hinweise auf die therapeutische Kraft des Schreibens. Die bereits erwähnte Ruth Klüger bezeichnete ihre ersten poetischen Texte im Konzentrationslager Auschwitz-Birkenau als therapeutischen Versuch, dem destruktiven, sinnlosen »Zirkus, in dem wir untergingen, ein sprachlich Ganzes, Gereimtes entgegenzuhalten« (Klüger 1992, S. 125). Die deutsche Autorin Herta Müller meinte, dass sie ursprünglich gar nicht daran dachte, Schriftstellerin zu werden, sondern dass sie durch ihre Texte lediglich Halt finden wollte (Müller 2014). Für Virginia Woolf bedeutete Schreiben einerseits zwar Folter, andererseits, sagte sie, füge sich ihr Wesen durch das Schreiben zusammen (Woolf 2012, S. 235). Wäre es nicht ein Fehler, würden wir dieses Potenzial, das Schreiben besitzt und über das wir in unserer westlichen Zivilisation nahezu alle verfügen, nicht nutzen? Bei Schriftsteller:innen ist die therapeutische Wirkung ein positiver Nebeneffekt ihres literarischen

Schaffens. Aber wie kann es gelingen, diese Wirkung ganz bewusst zu erzielen, sie ganz gezielt zu nutzen?

Schreibend regulieren wir unsere Emotionen

Studien unterscheiden verschiedene Effekte therapeutischen Schreibens (Heimes 2012; Koch u. Kessler 1998). Zunächst hilft uns Schreiben, unsere Emotionen zu verbalisieren und zu regulieren. Nicht nur, dass wir auf dem Papier Dampf ablassen, unsere Wut zähmen und unsere Angst bannen können, wir schaffen auch Distanz zu Gefühlen, die uns zu überwältigen drohen. Wir externalisieren sie, und durch das Betrachten von außen sehen wir unsere Einflussmöglichkeiten auf Emotionen, die uns scheinbar beherrschen, besser. Gefühle zu verbalisieren, Belastendes zu beschreiben wirkt sich sozial günstig aus, da es unser Sozial- und Kommunikationsverhalten verbessert. Schreiben fördert also nicht nur die *Emotionsregulation*, sondern auch die *soziale Integration*. Wenn wir erfahren haben, dass das Niederschreiben von Gefühlen, von Belastendem wohltuend ist und zudem die soziale Integration fördert, erleben wir uns als selbstwirksam.

Schreiben hilft beim Denken

Schreiben wirkt sich positiv auf unser *Denken und Verstehen* aus. Die Art und Weise, wie wir denken, beeinflusst wiederum ganz wesentlich, wie wir fühlen, wie wir uns verhalten und umgekehrt. Schreiben befähigt uns, *Ereignisse gedanklich zu strukturieren*, disparat gespeicherte, belastende Ereignisse in ein zusammenhängendes Narrativ zu bringen. Je besser wir Texte strukturieren, desto größer ist der Gewinn für uns Schreibende. Der Neurobiologe Manfred Spitzer plädiert fürs Schreiben. Wer schreibt, denke auf disziplinierte Weise nach. Schreibend würden Gedanken nicht im flüchtigen Erlebnisstrom verschwinden, sondern »vom flüssigen in einen festen Aggregatzustand übergehen« (Spitzer 2007, S. 9).

Schreibend ändern wir Bedeutungen

Schreiben wirkt nicht nur emotionsregulierend und kognitionsfördernd, wir ordnen und bewerten Ereignisse auch neu. Wir erzielen gute Effekte, weil wir schreibend strukturieren, weil wir anders oder neu gewichten, wodurch sich Bedeutungszuschreibungen verändern. Damit soll Schwieriges nicht einfach als positive Erfahrung umgedeutet werden, sondern beides – Schwieriges wie auch Positives – kann Eingang in unsere Texte finden.

Dagmar war Teilnehmerin in einer meiner Gruppen zum Thema »Schreibend selbstwirksam sein«. Sie erzählt von ihrem zeitlebens schwierigen Verhältnis zu ihrer Mutter, von deren schmerzhaftem Sterben und dem viel zu frühen Tod. Hätte Dagmar nur diese Erzählung zum Inhalt ihres Textes gemacht, hätte es die Erzählerin belastet und ihre Gefühle von Schmerz und Trauer aktiviert. Es hätte keinen Unterschied zu ihren mündlichen Erzählungen gemacht. Meine Frage, ob in diesem Sterbeprozess, durch den Dagmar ihre Mutter begleitet hat, auch etwas gelungen sei, führte zu folgendem Text, der an die Mutter gerichtet ist:

Wir hatten es nicht leicht miteinander. Dich hat das Leben nicht verwöhnt. Bei deiner Geburt starb die Mutter im Wochenbett, die geliebte Frau deines Vaters. Mit ihrem Tod begann deine Odyssee. Du wurdest von Tante zu Tante gereicht, von Großmutter zu Großmutter, von Nachbarin zu Nachbarin. Immer dann, wenn du dich gerade ein bisschen heimisch gefühlt hast, kamst du in die nächste neue Familie. Die vielen Wechsel waren aber nicht das Schlimmste. Das Schlimmste war das Gefühl von Schuld, das du geglaubt hast, im Blick deines Vaters, den du ohnehin nur selten sahst, erkannt zu haben. Er hätte dir den Tod seiner Frau nie verziehen, er hätte sich wohl immer gewünscht, du wärst anstelle seiner Frau gestorben. Mit diesen Gedanken, mit diesen Gefühlen aufzuwachsen, ist eine schwere Bürde. Sie hat dich hart gemacht, zynisch und im Laufe der Jahre verbittert. All dies sind nicht die besten Voraussetzungen, um Kinder zu lieben. Du hast dein Bestes gegeben, für unser leibliches Wohl hast du gut gesorgt. Emotional ließest du uns aber verhungern. Kaum ein Wort der Anerkennung, geschweige denn der Zuneigung. Als junge Frau, die aufbrach, die Welt zu erobern, und vieles anders machte als du, trafen mich deine abschätzigen Blicke, deine vernichtenden Worte. Mit großer Skepsis beobachtetest du mich beim Leben. Selten, sehr selten spürte ich deinen Stolz auf mich. Einmal, als ich mein eigenes Unternehmen gründete, einmal, als wir das zehnjährige Bestehen meiner Firma feierten, glaubte ich, Anerkennung in deinen Augen erblicken zu können. Gesagt hast du nie etwas Dementsprechendes. Lob, Komplimente waren nicht deine Stärke.

In den wenigen Wochen, die dir nach der Erkrankung bis zum Tode blieben, hast du in Windeseile nahezu alles nachgeholt, was du 30 Jahre lang verabsäumt hast. Völlig unverhofft traf mich deine Wärme, deine anerkennenden Worte. Du lagst bereits auf der Palliativabteilung, als du mich, über den Flur kommend, begrüßtest mit den Worten: »Welch schöne Tochter ich doch habe.« Ein paar Tage später gestandest du mir, dass du sehr stolz auf mich seist, stolz darauf, wie unabhängig und souverän ich meinen Weg gehe. Immer, wenn ich bei dir am Bett saß, suchtest du Körperkontakt. Du hieltest meine Hand, streicheltest meinen Arm, spieltest mit meinen Fingern. Der bevorstehende Tod hat dich weich und zärtlich gemacht. Ich bin dir so dankbar für diese letzten gemeinsamen Wochen, die so heilsam für mich waren.

Das, was ihnen beiden in den letzten Wochen der Mutter gelungen sei, wäre ihrem Erleben gerechter geworden, als das zuvor Geschilderte, meinte Dagmar in der auf den Schreibprozess folgenden Reflexion. Traurig habe sie dieser Text gestimmt, aber gleichzeitig hätte sich auch ein Gefühl von Wachstum und Weiterentwicklung eingestellt.

Schreiben schafft Sinn

Das *Kohärenzerleben* – wir sind ihm bereits im ersten Kapitel begegnet – macht einen weiteren Wirkfaktor des Schreibens aus. Unsere erworbene Überzeugung, die Anforderungen, die das Leben an uns stellt, zu verstehen, zu bewältigen und sie letztlich auch als sinnvoll einzuschätzen, wird durch das Schreiben gestärkt. Es trägt dazu bei, eine kohärente Geschichte herzustellen und unseren Erfahrungen Sinn zuzuordnen.

Schreiben wirkt sich günstig auf unsere *Lebensziele* und somit auf unser *Selbstkonzept* aus. Das Imaginieren und das Ausformulieren von Zielen haben positiven Einfluss auf die Realisierung unserer Ziele. Die amerikanische Familientherapeutin Peggy Penn (2009) misst dem Schreiben performative Kraft bei. Schreibend erschaffen wir Wirklichkeiten. Dies wiederum stärkt unser Selbstbild – das Konzept, das wir von uns selbst haben. Gibt es ein stärkeres Zeichen von Selbstwirksamkeit?

Schreiben ist ganz bestimmt nicht der einzige Weg, um sich selbstwirksam zu erleben oder um selbstwirksamer zu werden. Aber Schreiben ist ein sehr bewährtes, sehr effizientes Mittel und vor allem für viele ein lustvoller und kreativer Weg zu sich und zu anderen. Die Abbildung 3 fasst die verschiedenen Wirkweisen des Schreibens zusammen.

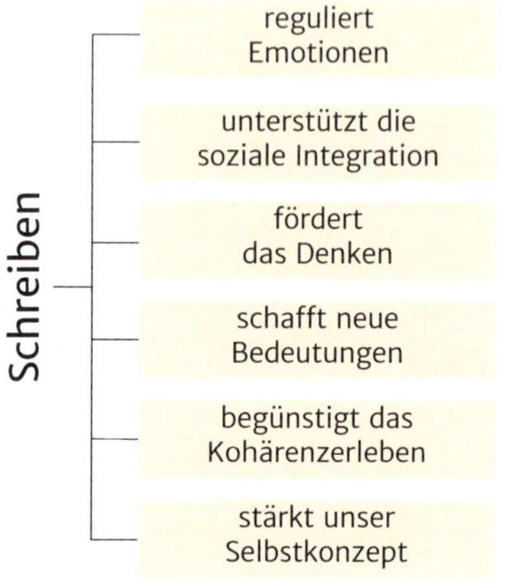

Abb. 3: Unterschiedliche Wirkweisen des Schreibens

Schreibanregung Nr. 5

Sie haben von den verschiedenen Wirkweisen des Schreibens erfahren. Es hilft beim Klären von Emotionen und von Gedanken, es wirkt sich positiv auf unser Kohärenzerleben und auf unser Selbstbild aus – so weit die Wissenschaft.

- Welche dieser Wirkweisen kennen Sie von Ihrem Schreiben?
- Richten Sie Ihre Aufmerksamkeit nach innen und spüren Sie nach, wie Sie Ihr Schreiben erleben.
- Beginnen Sie Ihren Text mit: »Wenn ich schreibe, dann …« (Schreiber 2017).

Beachte:

- Schreibend können wir Emotionen klären und ordnen.
- Wenn wir schreiben, denken wir gründlicher nach.
- Schreiben lässt uns Erfahrenes anders bewerten.
- Schreiben eröffnet neue Horizonte.

3 WIE WIR UNS VERÄNDERN

Gleich vorweg: Wir verändern uns ständig. Bereits der Vorsokratiker Heraklit wusste, dass die einzige Konstante im Universum die Veränderung ist. Wollen wir aber Veränderung gezielt angehen und selbstwirksamer werden, kommen wir nicht umhin, einige unserer Einstellungen und Verhaltensweisen zu ändern. Wir müssen Zuschreibungen infrage stellen, Begründungen überprüfen und vielleicht sogar Überzeugungen ablegen. Leicht gesagt, schwer getan – ich weiß.

Nichts ist so praktisch wie der Rückgriff auf alte Erzählungen: »Ja, ich war schon immer sehr selbstsüchtig. Als Jüngste mit drei Brüdern brauchte ich das, um zu überleben.« Oder: »Selbstsichere Menschen verunsichern mich bis heute. Eine selbstbewusste Identität wünsche ich mir, seit ich denken kann. Aber in unserer Familie war Anpassung wichtiger als souveränes, selbstsicheres Auftreten.« Oder: »Immer falle ich auf dieselben Typen rein. Ich bin wohl beziehungsunfähig.« Sie finden wahrscheinlich ähnliche Glaubenssätze in Ihrer eigenen Biografie, entdecken eigene Beispiele, die zeigen, dass der Rückgriff auf alte Geschichten manchmal zwar recht bequem ist, aber dazu beiträgt, den Status quo aufrechtzuerhalten. Die Erwartung von Selbstwirksamkeit sinkt dann gegen Null.

Sicherlich haben Sie schon viele Versuche unternommen, etwas in Ihrem Leben zu verändern. Einige dieser Versuche sind gelungen, mit einigen dieser Vorhaben sind Sie gescheitert. Der Wille war nicht stark genug, der Zeitpunkt falsch gewählt, das Ziel zu hoch gesteckt oder es kam einfach etwas dazwischen. Die Gründe sind vielfältig, und nach mehreren erfolglosen Anläufen ist die Motivation, es noch mal zu versuchen, verständlicherweise gering.

Wollen wir Veränderungen gezielt angehen, hilft es zu wissen, wie Veränderungsprozesse ablaufen. Vielleicht wird es dann klar, warum bestimmte Versuche bisher nicht gelungen sind und was Sie beim nächsten Mal anders machen könnten, um den Prozess erfolgreich zu gestalten. Je nachdem, wo wir in einem Veränderungsprozess stehen, brauchen wir Unterschiedliches. Deshalb ist es gut zu wissen, wo wir stehen und was wir brauchen, wofür wir offen, bereit und ansprechbar sind. Es gibt unzählige Veränderungstheorien. Ich habe mich für jenes Modell entschieden, das eine gute Basis für die schreibende Selbsthilfe bietet. Der Verhaltensforscher James O. Prochaska arbeitet seit 40 Jahren an seinen »Stufen der Veränderung« – einem Modell, das er mit seinem Kollegen Carlo C. DiClemente entwickelt und später mit seiner Frau, Janice M. Prochaska, ausgebaut und verfeinert hat (Prochaska a. Prochaska 2016).

Prochaska empfand im Laufe seiner beruflichen Tätigkeit zweierlei als irritierend: Zum einen stellte er fest, dass viele Behandlungsprogramme wie jene der Rauchentwöhnung, des Alkoholentzugs oder Programme gegen Übergewicht wenige Menschen wirklich erreichen. Zum anderen stimmte es ihn nachdenklich, dass viele von denen, die an Behandlungsprogrammen teilnehmen, wieder aussteigen oder rückfällig werden. Er stellte sich die Frage: Wie kann es gelingen, Menschen in Veränderungsprozessen besser zu begleiten, um ihre Gesundheit und ihre Lebensqualität zu fördern? Die Antworten darauf sind sehr einfach und gleichzeitig sehr weitreichend: Oft liegt es daran, dass Menschen schlichtweg nicht wissen, wie Veränderung funktioniert. Deshalb gehen sie mit falschen Vorstellungen und Erwartungen in diese Programme. Diese Angebote sprechen viele Betroffene (noch) nicht an – sie sind für viele einfach (noch) nicht attraktiv. Prochaska hat verschiedene Veränderungstheorien analysiert und Folgendes festgestellt: Zum einen verläuft der Veränderungsprozess in Stadien. Zum anderen wenden Menschen unterschiedliche Strategien an, um von einer Stufe in die nächste zu kommen.

Sechs verschiedene Stufen durchlaufen Menschen, wenn sie sich verändern – so Prochaskas Modell.

Entsprechend den sechs Stadien der Veränderung machte sich der Verhaltensforscher daran, Präventionsmaßnahmen, Psychoedukation und Behandlungsprogramme stadiensensitiv zu konzipieren. Lassen Sie uns einen Blick auf diese sechs Stadien werfen, um anschließend in den folgenden Kapiteln passende Schreibinterventionen anzuwenden.

Die 6 Stufen der Veränderung nach Prochaska:

1. Präkontemplation
2. Kontemplation
3. Entscheidung
4. Handeln
5. Aufrechterhalten
6. Beenden

Ich habe kein Problem – Präkontemplation

In der ersten Veränderungsstufe, in der *Präkontemplation* besitzen Menschen kein Problembewusstsein. Sie verschwenden keinen Gedanken daran, sich in nächster Zeit zu verändern. Sie verharren im Status quo, und dies aus mehreren Gründen: Entweder sind sie schlecht oder gar nicht über Konsequenzen ihres Verhaltens informiert oder sie haben schon mehrmals erfolglos Versuche unternommen, sich zu verändern. Sie sehen keinerlei Vorteile in einer Veränderung und schätzen die Aussichten auf Erfolg als sehr gering ein. Sein Verhalten zu ändern, kostet Kraft. Sie überschätzen den Aufwand, das Dranbleiben bewerten sie als zu mühsam. Wesentlich dabei ist aber eines: Menschen denken bei Veränderung sofort an Handlungen. Sie müssen – so ihre Idee – das Rauchen lassen, das Essverhalten ändern, sich vom Alkohol verabschieden. Diese Gedanken sind für Menschen in der Präkontemplation fatal. Geraten sie in diesem Stadium in Behandlungsprogramme, die auf Verhaltensänderung ausgerichtet sind, ist das Scheitern vorprogrammiert. »Veränderung beginnt im Kopf«, weiß Prochaska. Deshalb ist es wichtig, in dieser Phase der Veränderung an Einstellungen und Ideen zu arbeiten.

Es gibt zwei Umstände, die trotz mangelnder Problemeinsicht zum Umdenken führen. Der eine sind altersspezifische Entwicklungsprozesse. Prochaska bringt ein eindrückliches Beispiel: Raucher:innen hören im Schnitt im Alter von 39 Jahren dauerhaft auf zu rauchen. In dieser Lebensphase beginnen wir zurückzuschauen. Fragen wie »Wie habe ich bisher gelebt? Will ich so weiterleben? Sollte ich etwas verändern?« werden relevant. Der andere Umstand, der zum Umdenken führen kann, sind Umweltereignisse. Sie verändern Menschen, wenngleich sie unterschiedlich darauf reagieren. Auch hierfür ein anschauliches Beispiel von Prochaska: Der Hund eines stark rauchenden Paares stirbt an Lungenkrebs. Die Frau hört mit dem Rauchen auf, der Mann kauft einen neuen Hund.

Wenn Menschen in dieser Veränderungsstufe Beratung oder Therapie in Anspruch nehmen, erleben Fachleute sie häufig als unmotiviert, als nicht krankheitseinsichtig oder als veränderungsresistent. Eigentlich ist es aber anders: Professionelle Helfer:innen verstehen diese Menschen nicht. Sie setzen in ihrer Arbeit auf Veränderung, obwohl dies für die Betroffenen noch kein Thema ist. Die Angebote entsprechen nicht ihren Bedürfnissen. Sinnvoller hingegen sind in dieser Phase – so Prochaska – psychoedukative Ansätze, welche Einstellungen verändern, Vor- und Nachteile einer Veränderung einander gegenüberstellen, ohne dass schon konkrete Schritte gesetzt werden. In diesem Veränderungsstadium geht es um Einstellungen, Glaubenssätze und um Gedanken zu einem ungesunden oder unerwünschten Verhalten. Es geht noch nicht um Verhaltensänderung. So wird es bei den dieser Veränderungsstufe entsprechenden Schreibanregungen darum gehen, an Überzeugungen zu arbeiten, an Glaubenssätzen und an Haltungen. Es werden Schreibübungen sein, die Hoffnung und Motivation wecken und auf den Gewinn des »ungesunden Verhaltens« fokussieren.

Lohnt es sich wirklich? – Kontemplation

In der *Kontemplationsphase*, der zweiten Stufe der Veränderung, beginnen Menschen zu realisieren, dass sie ein Problem haben und dass sie – früher oder später – etwas daran ändern sollten. Für eine Verhaltensänderung ist es allerdings noch zu früh. In dieser Phase stehen Ambivalenzen im Vordergrund. Menschen beginnen abzuwägen: Sie nehmen zwar die negativen Auswirkungen ihres Verhaltens wahr, sie wissen aber nicht, ob es sich wirklich lohnt, etwas daran zu ändern. Sie fragen sich, ob sich die Mühe auszahlt, ob der Aufwand nicht zu groß ist. Sie beschwichtigen sich mit Gedanken wie: »Naja, eigentlich ist es ja gar nicht so schlimm.« Oder: »Ich bin ja bisher auch ganz gut mit meinem Leben zurechtgekommen.« Wahrscheinlich kennen Sie diese Beschwichtigungsformeln, die überzeugend klingen, wenn sie gegen eine Veränderung sprechen. Menschen in der Kontemplationsphase denken auch daran, scheitern zu können, sich selbst und andere zu enttäuschen. Sich den Zweifeln und Ambivalenzen zu widmen, ist das Mittel der Wahl. Deshalb werden sich die empfohlenen Schreibanregungen in dieser Phase den widersprüchlichen Gefühlen und nagenden Ungewissheiten widmen.

Demnächst setze ich erste Schritte – Entscheidung

Menschen in der Phase der *Entscheidung* haben beschlossen, in den nächsten Monaten, im nächsten halben Jahr etwas zu verändern, erste Schritte zu setzen. Scheitern und Rückfalle sind keine Katastrophen mehr, sondern realistische Szenarien, die zur angestrebten Veränderung gehören. Die Vorteile einer Veränderung überwiegen die Nachteile. Sie entwickeln einen Aktionsplan und sind bereit für Hilfe von außen. Wenn auch noch unverbindlich beginnen sie, sich zu informieren, sie suchen geeignete Lektüre, recherchieren nach Selbsthilfegruppen, fragen nach Empfehlungen und freien Therapieplätzen. In dieser Stufe gilt es, die Motivation zu stärken. Je entschiedener Menschen für eine Veränderung sind, desto größer die Wahrscheinlichkeit, die nächste Stufe der Veränderung und die angestrebte Umgestaltung ihres Lebens zu erreichen. In dieser Phase angelangt, lohnt es sich, schreibend die Motivation zu stärken und den Willen zur Veränderung auszubauen. Abbildung 4 (siehe S. 36) fasst die ersten drei Veränderungsphasen noch mal zusammen.

Jetzt bin ich so weit – Handeln

Menschen in der Phase des *Handelns* erkennen nun deutlich die Schädlichkeit ihres Verhaltens, sie sehen die Nachteile. Sie setzen die Entscheidung in Aktion um, sie sind motiviert, das gesetzte Ziel zu erreichen. Wichtig in dieser Phase ist es, sich vor Augen zu führen, dass ein neues Verhalten trainiert werden muss. Es ist wie Marathonlaufen, meint Prochaska. Neues Verhalten muss geübt werden. Viele Menschen machen den Fehler, die Trainingszeit zu kurz zu veranschlagen. Üben, üben, üben – das ist das Motto dieser Phase. Hier braucht es Durchhaltevermögen, die Fähigkeit und Bereitschaft dranzubleiben. Schreibend gilt es, auf diese Kompetenzen zu fokussieren und sie zu unterstützen.

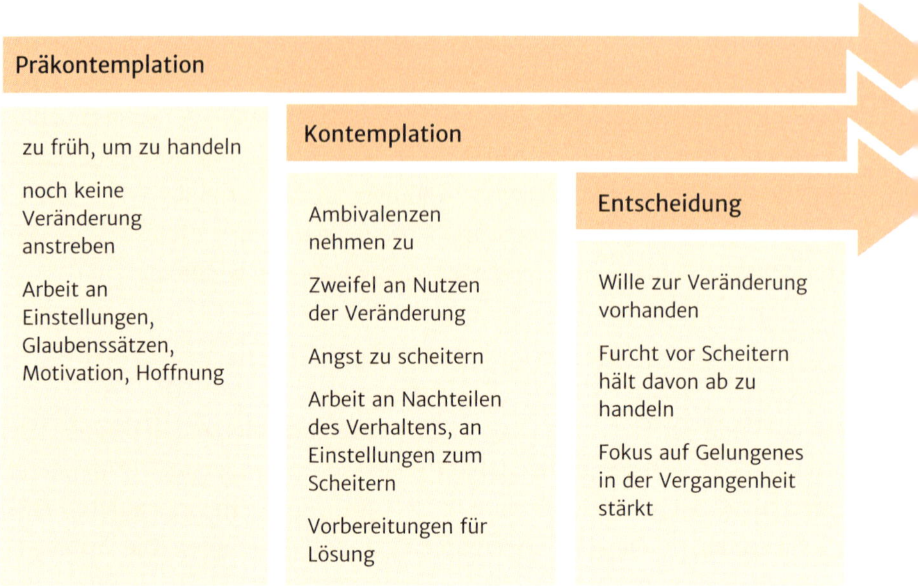
Präkontemplation
zu früh, um zu handeln
noch keine Veränderung anstreben
Arbeit an Einstellungen, Glaubenssätzen, Motivation, Hoffnung
Kontemplation
Ambivalenzen nehmen zu
Zweifel an Nutzen der Veränderung
Angst zu scheitern
Arbeit an Nachteilen des Verhaltens, an Einstellungen zum Scheitern
Vorbereitungen für Lösung
Entscheidung
Wille zur Veränderung vorhanden
Furcht vor Scheitern hält davon ab zu handeln
Fokus auf Gelungenes in der Vergangenheit stärkt

Abb. 4: Die ersten drei Veränderungsphasen nach Prochaska (2016)

Ich bleibe dran – Aufrechterhalten

In der fünften Veränderungsstufe oder in der Stufe der *Aufrechterhaltung* müssen Menschen dazu ermuntert werden, das, was sie erreicht haben, aufrechtzuerhalten. Die Erfolge, die Schritte, die zur Veränderung geführt haben, müssen gut verankert werden. Die Arbeit an Rückfällen ist in dieser Phase zentral: Welche neuen Strategien stehen in Krisen und schwierigen Lebensumständen zur Verfügung? Diese schwierigen Zeiten gilt es zu eruieren und Gegenprogramme, gesunde Bewältigungsstrategien als Alternativen zum alten Verhalten zu entwickeln. Wer einen Rückfall erlebt, hat nicht die Kraft, sich Hilfe zu organisieren oder erst Techniken zu erlernen. Sie müssen verfügbar sein, damit man nicht wieder in alte Muster zurückfällt, wenn es im Leben wieder schwieriger wird:

- In welchen Momenten sind Sie emotional und psychisch am schwächsten?
- Wie könnten Sie anders als mit Altbekanntem reagieren?
- Wie sehen gesündere Alternativen als der Rückgriff auf alte Muster aus? Bewegung? Schlaf? Ein Gespräch?

Wenn Rückfälle passieren, gilt es zu fragen, was noch besser integriert werden soll.

In dieser Veränderungsphase sollten Sie auch Techniken zur Entspannung erlernen, oder mit hilfreichen Gesprächspartner:innen Vereinbarungen treffen, um im Notfall darauf zurückgreifen zu können. Manche bleiben lebenslang im Stadium des Aufrechterhaltens – vor allem, wenn es um bereits lang anhaltende, chronische Störungen geht. Schreibanregungen für diese Phase gibt es viele, auch ein großes Repertoire an unterschiedlichen Textsorten, die genutzt werden können. Das Gebot der Stunde ist, die bisher erreichten Erfolge schreibend gut zu verankern. Schreibanregungen dienen auch der Rückfallprophylaxe.

Ich habe mein Ziel erreicht – Beenden

Mit dem Erreichen der sechsten und letzten Stufe – dem *Beenden* – ist der Veränderungsprozess abgeschlossen. Die alten Muster stellen keine Versuchung mehr dar, andere, neu erlernte Bewältigungsmuster greifen verlässlich. Auch in dieser Phase sollen Lösungen und Veränderungsschritte noch mal reflektiert werden und die Fähigkeiten, die die Veränderung ermöglichten, internalisiert werden. Schreibanregungen beziehen sich hauptsächlich darauf: Lösungen zu verankern und Fähigkeiten, die zur Lösung führten, gut zu internalisieren. Abbildung 5 (siehe S. 38) zeigt die weiteren drei Veränderungsphasen von Prochaska.

So, wie Prochaska sein Modell beschreibt, klingt es nach einer linear aufsteigenden Entwicklung. Wir alle wissen, dass Veränderung anders aussieht, dass Prozesse nicht ruhig und linear ablaufen – so, wie Modelle es präsentieren –, sondern dynamisch. Mal gibt es Fortschritte, dann Stillstand, dann »Rückschritte«, die uns wiederum helfen, etwas noch mal genauer zu durchdenken und es besser zu integrieren. Nichtsdestotrotz gibt sein Modell eine gute Orientierung, wenn es darum geht zu überlegen: Wann kann ich mit welcher Schreibanregung was erreichen? Deshalb werden uns diese Veränderungsstufen durch das Buch begleiten. Sie dienen als Veränderungsbarometer und als nützliches Instrument zur Selbstreflexion.

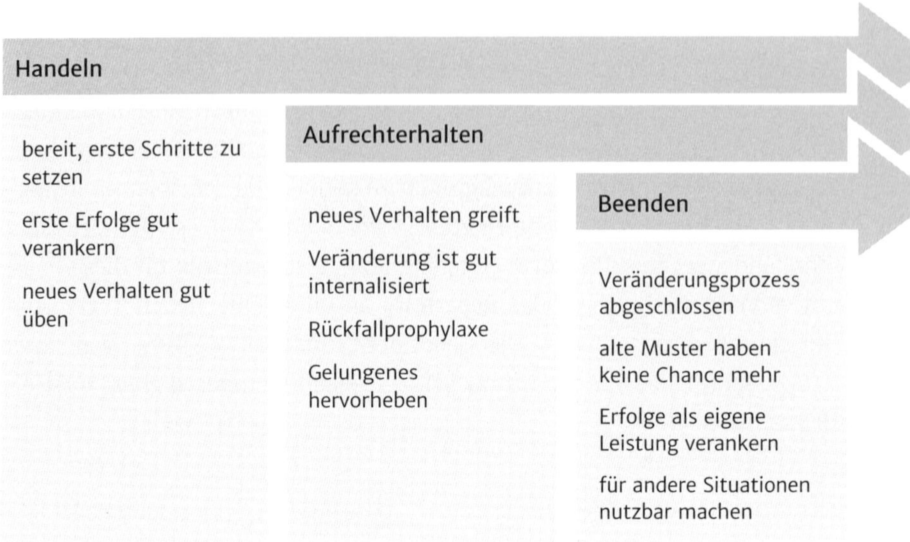

Abb. 5: Die nächsten drei Veränderungsphasen nach Prochaska (2016)

Schreibanregung Nr. 6

Für die Schreibanregung Nr. 2 (siehe Kap. 1, S. 19 f.) haben Sie einen Satz mit einem Veränderungswunsch definiert.

- Gilt er noch oder hat er sich verändert?
- Sollte er sich verändert haben, formulieren Sie ihn neu. Formulieren Sie ihn so, dass die Erfüllung des Wunsches erstrebenswert ist: möglichst konkret, attraktiv formuliert und mit einem Zeitpunkt versehen.
- Welche Erfahrungen haben Sie bisher mit Veränderungsversuchen diesbezüglich gemacht?
- Welche Einstellungen würden eine Veränderung wahrscheinlicher machen?

Halten Sie Ihre Gedanken dazu und/oder die Antworten auf die Fragen schriftlich fest.

Wenn wir uns gezielt verändern wollen, ist es gut zu wissen, wo wir gerade im Hinblick auf das Thema, das wir angehen wollen, stehen und was wir brauchen, um am Prozess dranzubleiben. Fokussieren Sie auf die gewünschte Veränderung und schätzen Sie sich selbst ein.

- Auf welcher Stufe der Veränderung würden Sie sich mit Ihrem Wunsch einordnen?

- Was wäre das Gebot der Stunde? Arbeit an Ihren Einstellungen? Oder läge der Fokus bei Ambivalenzen? Wären Sie bereit, erste Schritte anzudenken oder zu setzen?

Halten Sie schriftlich Ihre Einschätzung fest, begründen Sie Ihre Entscheidung und beschreiben Sie, welche nächsten Schritte anstehen.

Beachte:

- Veränderung verläuft in Stufen, nach Prochaska sind es sechs.
- Je nach Veränderungsstufe brauchen Menschen in Veränderungsprozessen Unterschiedliches.
- In den ersten drei Stufen (Präkontemplation, Kontemplation und Entscheidung) brauchen sie Unterstützung bei der Veränderung ihrer Einstellungen, beim Abwägen von Vor- und Nachteilen der Veränderung und bei ihrer Motivation.
- Bei den letzten drei Stufen (Handeln, Aufrechterhalten und Beenden) geht es bereits um Verhaltensmodifikation, um das Fokussieren und Verankern von Gelungenem und um Rückfallprophylaxe.

4 KLÄREN, ORDNEN, VERSTEHEN

Schreiben bewährt sich, wenn wir Gedanken und Gefühle ordnen möchten. In der Präkontemplations- oder in der Kontemplationsphase kann Schreiben uns dabei unterstützen, Vor- und Nachteile des bisherigen Verhaltens zu klären oder Einstellungen und Glaubenssätze zu hinterfragen. In dieser Phase sind die Zweifel, ob eine Veränderung wirklich was bringt, zu stark, die Angst vor weiterem Scheitern zu groß, um bereits handeln zu können. Zahlreiche, bisher erfolglose Versuche, etwas in unserem Leben zu verändern, waren demoralisierend. Vielleicht lag das Scheitern daran, dass wir zu früh erste Schritte gewagt haben, obwohl wir innerlich noch gar nicht bereit dafür waren.

Keine Eile

Diesmal gehen wir es anders an. Das Gebot der Stunde ist, unsere Einstellungen und unsere Glaubenssätze zu beleuchten. Wir wägen das Für und Wider einer Veränderung ab. Wir verschaffen uns mehr Motivation, wir stärken unsere Hoffnungen. Aber wohlgemerkt: Wir denken nur darüber nach, wir überprüfen unsere Ideen und entwickeln Pläne. Wir unternehmen aber noch keine Schritte in Richtung Ziel.

Es gibt eine typische Verhaltensweise, die wir in der Präkontemplation an den Tag legen und die verhindert, dass wir nächste Schritte setzen: Wir verteidigen unser ungesundes oder hinderliches Verhalten. Es hat noch eine sinnvolle Funktion. So können wir vielleicht unsere Autonomie wahren oder ein Stück Unabhängigkeit erlangen, so können wir gut unsere Grenzen schützen oder unsere eigenen Bedürfnisse besser durchsetzen. Was auch immer es ist: Bevor wir nicht wissen, wofür wir dieses Verhalten brauchen, und bevor wir keine Ideen für eine Alternative dazu entwickelt haben, werden wir uns nicht davon verabschieden.

Noch etwas hält uns in diesen beiden Stadien fest: Wir verorten die Hindernisse für eine Veränderung außerhalb von uns. Es liegt an der unmöglichen Chefin, dass ich so viel arbeite. Dass ich meist schlecht gelaunt aus dem Büro komme, dafür ist mein unfähiger Kollege verantwortlich. Wenn die Vorgesetzte eine Zumutung ist und der Kollege inkompetent, können wir nichts dagegen tun. Wir können sie nicht verändern. Erst wenn wir unsere Handlungsspielräume erkennen, sind wir auch fähig, Schritte zu setzen.

EVAS Beispiel illustriert das zuvor Gesagte. Sie ist Leiterin der Human-Resources-Abteilung eines großen Versicherungsunternehmens und wandelt ständig am Rande eines Burnouts. Immer wieder versucht sie sich im Abgrenzen. Immer wieder nimmt sie im entscheidenden Moment dann doch weitere Arbeitsaufträge an oder unterstützt doch ihre Kolleg:innen, weil diese mit ihrem Zeitmanagement nicht zurechtkommen. Obwohl sie sich das »Nein« fest vorgenommen hat, entweicht ihrem Mund ein leises »Ja«. Sie ist frustriert, sie mag sich schon gar nicht mehr mit dem Thema »sich besser abgrenzen« beschäftigen. Ihre ständige Überarbeitung wirkt sich fatal auf ihre Laune aus, die gescheiterten Versuche stimmen sie depressiv. Immer dann, wenn Freundinnen ihrer Sorge Ausdruck verleihen, erklärt Eva, sie müsse halt in den sauren Apfel beißen, ansonsten ginge das Unternehmen, für das sie tätig ist, den Bach runter.

Es wird bei den Schreibübungen darum gehen, sich die vermeintlichen Vorteile des ungesunden Verhaltens zu veranschaulichen, aber auch Hoffnung und Motivation zu wecken.

Schreibanregung Nr. 7

Sie haben verschiedene Reaktionen kennengelernt, die uns in der Präkontemplation oder in der Kontemplation halten: Sie sind demoralisiert, Sie verteidigen Ihr Verhalten, Sie suchen nach Verantwortlichen oder Sie ziehen sich zurück.

- Welche von den erwähnten Techniken ist Ihre bevorzugte?
- Rufen Sie sich in Erinnerung, wie es war, als Sie den letzten Versuch machten, Ihr Verhalten zu ändern, damit »scheiterten« und dann auf eine dieser Techniken zurückgegriffen haben.

Schreibanregung Nr. 8

Nehmen Sie sich Zeit für einen zweiten Text. Stellen Sie sich vor, Sie müssten in den nächsten sechs Monaten nichts verändern. Eine Zeit lang darf es noch so bleiben, wie es ist. Beschreiben Sie das Gefühl, das sich bei dieser Vorstellung einstellt, sehr genau.

- Spüren Sie Erleichterung und Entlastung oder Unmut? Vielleicht ist es auch etwas ganz anderes.
- Wo im Körper spüren Sie es am deutlichsten?
- Welche Gedanken löst die Vorstellung aus?
- Welche Vorteile hat es für Sie, im Bekannten zu bleiben?
- Welche Funktion erfüllt Ihr Verhalten?
- Was würden Sie tun, statt sich zu verändern? Einfach so weitermachen oder würden Sie etwas anderes angehen?

Schreiben und entwirren

Schreiben sorgt nicht nur für ein Abwägen von Für und Wider und eine Stärkung der Motivation, es hilft auch beim Klären. Der Aspekt »Klärung« ist nicht nur in der Therapie ein wichtiger Wirkfaktor (Grawe 2000), er ist auch für die Selbsthilfe, für unsere Selbstwirksamkeit, ein wesentliches Moment.

Vieles strömt täglich auf uns ein – viele Eindrücke, massenweise Informationen und oft viel zu viele Emotionen. Unser alltägliches Leben verlangt vieles gleichzeitig von uns, manchmal geht der ganz normale Wahnsinn über das Alltägliche hinaus: ein unerwarteter Todesfall in der Familie oder im Freundeskreis, eine plötzliche, völlig unerwartete Trennung, ein neu aufgetretenes Problem mit den Kindern oder ein heftiger Konflikt mit der Arbeitskollegin. Gefühle und Gedanken gehen drunter und drüber, lassen sich schwer fassen, rasen im Höllentempo durch uns hindurch. Bevor wir sie realisieren, sind sie wieder überlappt von anderen heftigen Emotionen, von den nächsten diffusen Gedanken. Wir merken die Wucht, mit der all dies uns überwältigt, wir spüren die Überforderung und die Überflutung. Was passiert da? Was macht das mit mir? Wie komme ich da wieder heil heraus? Wie kann ich wieder einen klaren Gedanken fassen?

ANDREA ist es so ergangen. 30 Jahre lebte sie mit ihrem Mann Dieter zusammen, mit einigen Höhen und Tiefen, aber meist recht glücklich. Als sie in ihren Dreißigern – beide absolvierten ein Kunststudium – ein Paar wurden, war für sie klar: Eine konventionelle Beziehung würden sie nie leben, keine monogame, langweilige Partnerschaft. Sie lebten eine offene Beziehung mit klaren Regeln: keine Affären mit Freund:innen der Lebensgefährt:in, keine Geheimnisse, die bestehende Beziehung hat Priorität, sie darf durch die Außenbeziehung nicht gefährdet werden. Sie lebten ihre offene Beziehung mehrere Jahrzehnte. Beide hielten sich meist an die Regeln, Überschreitungen führten zu Krisen. Lebenszyklische Veränderungen stellten das Modell immer wieder infrage, so die Geburt der beiden Söhne vor 25 und 20 Jahren. Doch beide waren im Großen und Ganzen mit dem Beziehungsmodell zufrieden. Ihre Außenbeziehungen hielten ihre sexuelle Beziehung in Schwung, machten das Leben aufregender, sie fühlten sich begehrt und lebendig. Andrea war mittlerweile eine anerkannte Künstlerin, die bevorstehende Personale[2] war ein wunderbares Geschenk zu ihrem 60. Geburtstag. Dieter arbeitete viele Jahre als Kunsterzieher in einer Schule. Seine Pensionierung vor zwei Jahren setzte ihm ziemlich zu. Weite Reisen nach Kuba, Indien und Australien linderten seinen Pensionsschock. Andrea sehnte sich nach Dieter, gleichzeitig steuerte sie auf den Höhepunkt ihrer künstlerischen Karriere zu und war künstlerisch sehr aktiv. Als Dieter aus Australien zurückkehrte, schien er verändert. Der nach langen Reisen heiß ersehnte Willkommenssex fiel aus. Dieter war müde, distanziert, abwesend und unzufrieden. In der Nacht nach der Vernissage rückte er mit den wirklichen Gründen seiner Veränderung heraus: Er war mit einer früheren Arbeitskollegin in Australien gewesen. Mit ihr

2 In Österreich eine Ausstellung der Werke eines einzelnen Künstlers.

hatte Dieter vor einigen Jahren eine Beziehung, von der Andrea wusste. Als Dieters Kollegin mehr von ihm wollte, als er zu geben bereit war, beendete er die Liaison. Nach seiner Pensionierung entwickelte er allerdings intensive Sehnsüchte nach dieser Frau, nahm Kontakt zu ihr auf, und sie verbrachten vier Wochen in Australien. Nun sei die Entscheidung gefallen, sagte Dieter. Er werde ausziehen und mit der anderen Frau sein letztes Lebensdrittel beschreiten. Er habe lange mit der Entscheidung gerungen, jetzt sei sie fix. Diskussionen darüber seien sinnlos. Andrea zog für die nächsten Wochen in ihr Atelier, ein paar Tage nach der Trennung entstand folgender Text:

Noch immer im Schockzustand, unfassbar, so als hätte es die letzten Jahrzehnte nicht gegeben. Ich fühle mich betrogen, belogen, hintergangen, auf die hinterhältigste Art verraten. Es gab Abmachungen, Regeln, die haben wir gemeinsam beschlossen – gemeinsam! Er hat sie nicht aufgekündigt, er hat sie einfach aufgehoben, aufgehoben und gelogen, er hat mich betrogen. Ich bin wie eingefroren, ich bin erstarrt, gelähmt, unfähig zu denken. Ich bin ein einziges großes, sich permanent wandelndes Gefühl: Ich bin die Leere, dann die Wut, ich bin der Hass und dann wieder die abgrundtiefe Trauer, die zur unbeschreibbaren Enttäuschung wird. Ja, Ent-Täuschung. Ich habe mich in Dieter getäuscht, dachte, die Regeln sind auch für ihn – so wie für mich – in Stein gemeißelt. Stattdessen: Lügen, über einen Monat Lügen, stattdessen das Ende, ein abruptes Ende. Und ich? Ich bin ohne Stimmrecht, ich habe kein Mitspracherecht mehr. Er hat mich aus seinem Leben gekickt, er hat mich ins Abseits gestellt, ich habe ausgedient, er hat mich aufs Abstellgleis manövriert, wie einen ausrangierten Wagon. Ich fasse es nicht. Nur mein Körper versteht, begreift und ist erstarrt. Ich stehe unter Schock, die Zeit ist eingefroren, ich lebe im Zeitlupentempo. Ich bin verletzt und gekränkt. Keine der beiden Geburten war so schmerzhaft. Aber was sind das für Schmerzen? Trennungsschmerzen? Liebeskummer? Nein, Kummer ist zu harmlos – Liebesschmerzen? Nein, es ist Trauer, abgrundtiefe Trauer. Es ist was gestorben in mir, Dieter in mir ist gestorben. Für mich ist er tot.

Der Text von Andrea zeigt deutlich, dass sie nicht um eine Geschichte – im Sinne von Anfang, Mitte und Schluss – bemüht war, sondern dass es ihr darum ging, zu Papier zu bringen, was sie gerade spürte, Worte zu finden für das, was in ihrem Inneren wütete und schmerzte. Diese Art zu schreiben, auch »automatisches«, »assoziatives« Schreiben oder »Freewriting« genannt, hat sich als Methode bewährt, wenn es um das Aufspüren von Gedanken und Gefühlen geht, wenn wir den Blick unserer Innenwelt zuwenden wollen. Durch das automatische Schreiben wird Diffuses fassbar.

Worte bahnen sich ihren Weg

Wenn wir nicht genau benennen können, was uns belastet, was uns »unrund« macht, bahnen sich Worte Wege nach draußen und bringen Klarheit. Sie beruhigen uns. Sie legen eine Spur zu unseren innersten Gedanken und Gefühlen. Das automatische Schreiben ist eine sinnvolle Psychohygiene für den Alltag, und mehr als 10 Minuten brauchen Sie dafür nicht. So, wie andere meditieren oder Yoga machen, um zur Ruhe zu kommen, schreiben Sie.

Erinnern Sie sich an die Ausführungen zur Achtsamkeit? Hier kommen sie wieder zur Anwendung. Beim automatischen Schreiben lassen wir Gedanken, Bilder, Erinnerungen aufziehen und schreiben sie – maximal 10 Minuten lang – so schnell wie möglich nieder. Wir zensieren nicht, wir unterdrücken nichts – alles, was wir fühlen, denken, spüren, hören, riechen, hoffen, fließt aufs Papier. Wir verwerfen keinen Einfall, keinen Gedanken, und scheint er noch so absurd. Grammatik, Rechtschreibung, Satzzeichen sind irrelevant. Es müssen keine vollständigen Sätze sein, manchmal reicht eine Aneinanderreihung von Worten. Wenn der Gedankenfluss stockt, wiederholen wir das letzte Wort, den letzten Satz, bis sich neue Gedanken einstellen. Wichtig ist, dass wir im Schreibfluss bleiben, keine Pausen zwischendurch einlegen, keine Unterbrechungen zulassen. Der Text, der dabei entsteht, wird nie »veröffentlicht«, d.h., er wird nie – wenn in Gruppen oder im Einzelsetting gearbeitet wird – vorgelesen, er ist stets nur die Basis für weitere Texte.

Schreibanregung Nr. 9

Für die nächste Übung stellen Sie sich bitte einen Wecker, der nach 10 Minuten läutet. Kehren Sie noch mal zu Ihrem Zielsatz (siehe Kap. 1) zurück, vertiefen Sie sich in Ihren formulierten Wunsch, denken Sie an Ihre angepeilte Veränderung. Nehmen Sie Gedanken und Gefühle, die auftauchen, wahr, und bringen Sie sie zu Papier.

- Versuchen Sie, nichts zu unterdrücken.
- Schreiben Sie ohne Unterlass.
- Achten Sie nicht auf Rechtschreibung, Zeichensetzung, Grammatik.
- Wenn Ihre Gedanken stocken, wiederholen Sie den letzten Satz, das letzte Wort, bleiben Sie im Schreibfluss.

Lesen Sie nach 10 Minuten Ihren Text noch mal und unterstreichen Sie fünf bis zehn Worte, die nachklingen, die Sie berühren, die Sie neugierig machen.

Automatisch schreibend, kommen wir vom Hundertsten ins Tausendste. Um die Quintessenz zu erfassen, ist ein weiterer Schritt sinnvoll: Wir verknappen den Text. Einfache lyrische Vorlagen oder konkrete Vorgaben können diesen Vorgang erleichtern. Die unterstrichenen Worte bilden neben anderen die Basis.

Andrea hat ihren Text, der beim automatischen Schreiben entstanden ist, in einem »Elfchen« zusammengefasst. Der Aufbau ist sehr einfach und bietet sich deshalb auch für im Schreiben Ungeübte an. Wie der Name schon sagt, besteht der gesamte Text aus elf Wörtern, die auf fünf Verszeilen aufgeteilt werden: in der ersten Zeile ein Wort, in der zweiten Zeile vier, in der dritten drei, in der vierten zwei Wörter und in der fünften Zeile wieder ein Wort.

Unfassbar
Es tut so weh
Ach, Dieter, ach
Vorbei, vorbei
Unbegreiflich!

Ein weiteres Beispiel von Andrea, diesmal wählte sie einen Vierzeiler:

So heftig die Schockstarre auch ist
Sie wird sich lösen
Ich werde überleben
So heftig die Schockstarre auch ist.

Es muss kein Elfchen oder Vierzeiler zum Verknappen sein, es kann auch ein Akrostichon (siehe Kap. 1) mit einem für Sie wichtigen Wort aus dem Text sein. Auch jede andere Kurzform bietet sich an.

> **Schreibanregung Nr. 10**
> Verwenden Sie die vorhin unterstrichenen Worte und formulieren Sie die Quintessenz des Textes, der beim automatischen Schreiben entstanden ist, in Form eines Elfchens, eines Vierzeilers oder eines Akrostichons.

Wenn wir die lyrischen »Zusammenfassungen« mit einem Titel versehen, verknappen wir ein weiteres Mal, auch dies kann Klarheit bringen. Andrea wählte für ihren ersten Text den Titel »Vorbei«, für den zweiten »Leben«.

Wenn Gefühle dominant werden

Sollte sich im Laufe des Schreibens ein dominantes Gefühl herauskristallisiert haben, hat sich eine weitere Schreibanregung bewährt (Schreibanregung Nr. 11, s. u.). Wir schenken diesem dominanten Gefühl weiter Aufmerksamkeit, benennen seine Nachteile, aber auch seine Vorteile. Üblicherweise erstellen wir Pro- und Kontra-Listen, aber die sind nüchtern und oft mehr vom selben – von dem, was nichts mehr bringt. Briefe an ein Gefühl sorgen meist für mehr Klärung. In Evas Fall – Sie erinnern sich an die Frau am Rande zum Burnout, die nicht Nein sagen konnte – wurden es zwei Briefe. Den einen schrieb sie an ihren Perfektionismus als treuen Freund, der für ihre berufliche Entwicklung sehr wichtig war und ihr all die Jahre treu zur Seite gestanden hatte. Den anderen adressierte sie an ihren Perfektionismus als Feind, der ihr nun zunehmend das Leben erschwerte. Die beiden Briefe halfen beim Abwägen der Vor- und Nachteile eines Verhaltens. Sie zeigten aber auch, wofür ein bestimmtes Verhalten sinnvoll war.

> **Schreibanregung Nr. 11**
> Schreiben Sie einen Brief an ein dominantes Gefühl, das im Zusammenhang mit Ihrer Veränderung auftaucht. Schreiben Sie den ersten Brief an diese Emotion, als wäre sie Ihre beste Freundin. Die folgenden Fragen können als Denkanstöße dienen.
> - Wie lange kennen Sie sich schon?
> - Wie hat sich Ihre Beziehung entwickelt?

- Was zeichnet Ihre Beziehung aus?
- Was schätzen Sie an ihr?
- Was ermöglicht sie?
- Wozu brauchen Sie sie?
- Wobei unterstützt sie Sie?

Schreiben Sie nun einen zweiten Brief. Diesmal ist das Gefühl Ihre Feindin.

- Wann ist aus der Freundin eine Feindin geworden?
- Wie beschreiben Sie nun Ihr Verhältnis?
- Wobei behindert sie Sie?
- Was sind ihre fiesesten Tricks?
- Wie lässt sie sich in den Hintergrund drängen?
- Was würden Sie tun, wäre sie nicht in Ihrem Leben?
- Wie würden Sie sich dann entwickeln?

Beachte:

- Wenn wir uns verändern wollen, ist es sinnvoll – bevor wir erste Schritte setzen –, uns mit unseren Einstellungen und Glaubenssätzen zu beschäftigen.
- Wenn Sie schreibend etwas klären wollen, schreiben Sie zunächst assoziativ. Kehren Sie Ihre Aufmerksamkeit nach innen und lassen Sie Ihren Stift laufen, Ihre Finger über die Tastatur gleiten – ohne lange Nachdenkpausen. Dieser Prozess ist zunächst ein intuitiver.
- Nutzen Sie die Weisheit Ihres Körpers, Ihres Geistes – und hören Sie auf sie.

Erste Zwischenbilanz

Halten Sie inne und nehmen Sie sich die Zeit, Ihre bisher entstandenen Texte noch mal durchzulesen:

- Was fällt Ihnen dabei auf?
- Welche Erkenntnisse zeigen sich und wollen noch mal beachtet werden?
- Wie haben sich Ihre Einstellungen verändert?
- Welche Rollen spielen der Zweifel und die Motivation, wenn Sie an Ihr wohlformuliertes Ziel denken?

Werfen Sie einen Blick auf Ihren Zielsatz:

- Sollte er umformuliert, erweitert oder ergänzt werden?

Sie haben sich vor Kurzem einer Veränderungsstufe zugeordnet. Werfen Sie noch mal einen Blick auf die beiden Grafiken (siehe Kap. 3):

- Wie schätzen Sie sich jetzt – nach dem Verfassen weiterer Texte – ein?
- Welche Auswirkungen haben veränderte Einstellungen und die bisher gemachten Erfahrungen auf Ihre Selbstwirksamkeit?

Schreiben Sie die Ergebnisse Ihrer Reflexion nieder.

Es dürfte deutlich geworden sein, wie Schreiben dazu beitragen kann, dass Sie Dinge in Ihrem Leben klarer sehen, Zusammenhänge erkennen und begreifen. Diese Erfahrung von Selbstwirksamkeit macht uns wieder handlungsfähig, sie führt dazu, dass wir uns wieder spüren.

5 MIT AMBIVALENZEN UMGEHEN

Für fast alles, was wir fühlen, denken und tun, gibt es ein Für und Wider. Selten sind Entscheidungen, die wir treffen, eindeutig. Meist gibt es Gegenargumente oder gibt es Stimmen in uns, welche die Argumente für eine Entscheidung anzweifeln und infrage stellen. Diese Gegenstimmen lähmen, sie lassen uns unentschieden sein oder führen dazu, dass wir Entscheidungen nicht treffen können oder getroffene Entscheidungen wieder über den Haufen werfen. Bei kleinen Entscheidungen wie der Wahl des nächsten Urlaubsortes oder beim Kauf eines Möbelstücks sind die Gegenstimmen nicht weiter belastend. Wenn es aber um die großen Themen des Lebens geht – um Liebe, unsere Nächsten, um Arbeit oder um Krankheit –, können diese Gegenstimmen zu heftigen Irritationen und zu zäher Lethargie führen.

Der Umgang mit unseren Ambivalenzen, mit den unterschiedlichen Stimmen in uns, ist herausfordernd. Allzu oft betrachten wir sie als lästige Einwände, die unsere Entscheidungen unnötig hinauszögern, die uns zu Zaudrer:innen und Zweifler:innen machen. Wir wollen sie nicht hören. Diese Gegenstimmen sind aber wichtig, sie erweisen uns einen guten Dienst. Sie führen dazu, dass wir gewissenhaft abwägen, sie warnen vor übereilten Entscheidungen. Es ist sinnvoll, alle Teile in uns wahrzunehmen und sie als berechtigte, wertvolle Einwände wertzuschätzen, da sie wichtige Anliegen einbringen. Deshalb sollten wir die verschiedenen Anteile oder Stimmen in uns nutzen, statt sie ungefragt zu bekämpfen.

Das Verschriftlichen erleichtert es uns, unsere unterschiedlichen Anteile wahrzunehmen. Schreiben lässt uns unsere inneren Stimmen nicht nur besser wahrnehmen, es forciert auch die Entdeckung neuer Stimmen (Penn 2009). Wenn die einzelnen Teile sichtbar werden, wenn sie schwarz auf weiß auf dem Papier stehen oder auf dem Bildschirm leuchten, hilft es uns zu sehen, wovor sie warnen, was sie brauchen und wie wir sie berücksichtigen können.

Schreibend erkunden wir einzelne Anteile, wir nehmen sie wahr, wir stellen sie dar, würdigen und integrieren sie. Wir analysieren die Beziehungen zwischen den einzelnen Stimmen: Welche Koalitionen haben sich gebildet? Wer steht zu wem in Konkurrenz? Was brauchen die einzelnen Stimmen, um sinnvoll miteinander zu kooperieren? Wichtig dabei ist, dass wir eine Metaposition einnehmen, wir schauen von außen auf die einzelnen Anteile.

Unterschiedliche Blickwinkel einnehmen

Wenn es um Ambivalenzen geht, ist dialogisches Schreiben sinnvoll. Dies erfordert immer wieder Perspektivenwechsel. Studien weisen nach, dass Autor:innen, die in ihren Texten einen Perspektivenwechsel vornehmen, Prozesse besser erkennen, begreifen und einordnen können (Heimes 2012, S. 95 f.). Sie schaffen es besser, den Blick auf das zu lenken, was stärkt und was sie für sinnvoll erachten. Dies spricht dafür, dass wir uns im Schreiben von Dialogen üben, besonders wenn wir an unseren Widersprüchen arbeiten. Dies spricht aber auch dafür, dass wir immer wieder rausschlüpfen aus unserem Ich und andere Positionen einnehmen, dass wir in der Sie- oder Er-Form schreiben oder aus der Perspektive einer bisher vernachlässigten Stimme.

Wir können einzelne Stimmen als VIPs auf Partys, als Diven in Filmen, als Verbannte auf einer einsamen Insel oder als Unterdrückte im Abseits definieren. Wir können unsere inneren Stimmen von Zeit zu Zeit zu Kaffeekränzchen einladen, so wie es eine meiner Klient:innen tat. Sie als gute Gastgeberin hat sich aufmerksam nach den Befindlichkeiten und Bedürfnissen *aller* Gäste erkundigt. Wir können den Stimmen, die wir würdigen wollen, und der einen oder anderen, die wir stärken oder verabschieden wollen, in vielfältiger Form Schriftliches widmen: Reden, Geburtstagsgedichte,

Lieder, Entschuldigungs- und Entlassungsbriefe, Rehabilitationsberichte und Wiedereinstellungsurkunden.

EVA hat beschlossen, an der Verabschiedung ihres Perfektionismus zu arbeiten. Als einen wesentlichen Schritt in diese Richtung hat sie das Kündigungsschreiben bezeichnet, welches in einem unserer therapeutischen Gespräche entstanden ist.

KÜNDIGUNG

Sehr geehrter Herr Perfektionismus!

Hiermit kündige ich Ihnen das seit vielen Jahren bestehende Arbeitsverhältnis auf – selbstverständlich unter Einhaltung der gesetzlichen Kündigungsfrist. Ich danke Ihnen für die intensive Zusammenarbeit. Sie haben mir eine großartige Entwicklung im Unternehmen ermöglicht, dank Ihnen konnte ich anspruchsvolle und herausfordernde Projekte erfolgreich erledigen. Mit meiner Weiterbildung zur »Work-Life-Balance-Beraterin« möchte ich eine neue Herausforderung angehen.

Mit bestem Dank und freundlichen Grüßen!

Schreibanregung Nr. 12

Welchen Anteil, der Ihnen in Ihrem Veränderungsprozess im Wege steht, würden Sie gerne entlassen?

- Schicken Sie ihm ein Entlassungsschreiben.
- Dabei sollten Sie dem entlassenen Anteil für seine Verdienste danken und seine vollbrachten Leistungen hervorstreichen.
- Begründen Sie die Entlassung und verabschieden Sie den entlassenen Anteil würdevoll.

Zarte, zaghafte Stimmen aufwerten

In der darauffolgenden Stunde erzählte **EVA**, der Text hätte etwas ausgelöst, was ihr nicht bewusst war. Das Thema Sehnsucht sei virulent geworden und irritiere sie nun.

Als Eva im Mai vor einem Jahr mit psychotherapeutischen Gesprächen begonnen hatte, definierte sie ihr Anliegen in klaren Worten: »Wenn ich in den nächsten Monaten so weitermache, bin ich spätestens Ende des Jahres völlig ausgelaugt.« Seit der Geburt von Lino, dem zweiten Kind, und seit der Rückkehr in den Beruf geht sie permanent über ihre Grenzen. Sie droht zu zerbrechen. Ständig verfolgt sie das schlechte Gewissen, immer öfter stellt sich Überforderung und Verzweiflung ein. Seit einiger Zeit quält sie eine akute Gastritis, die trotz Medikamenten nicht zurückgeht. In unseren ersten Gesprächen dividierten wir ihre unterschiedlichen Rollen auseinander: Führungskraft mit viel Verantwortung, Mutter von zwei schulpflichtigen Kindern, Ehefrau eines beruflich sehr engagierten Mannes, einzige Tochter einer pflegebedürftigen Mutter, Freundin mit stets offenem Ohr für die Probleme der Freund:innen, Nachhilfelehrerin für ihre zwei ehrgeizigen Kinder und Putzfrau. Viele verschiedene Rollen, die viel von Eva fordern und die eines gemeinsam haben: Eva will sie perfekt ausfüllen, ohne Abstriche. Gleichzeitig überfordert sie all dies maßlos. Seit ein paar Wochen spürt sie Wut – eine nahezu nicht zu bändigende Wut auf sich, auf die Menschen um sie herum, die ständig etwas von ihr wollen, und auf ihre Mitarbeiter:innen, die es sich leichter machen als sie. Wut empfindet sie auch ihrem Mann Bernhard gegenüber, der es trotz stressigem Beruf und engagiertem Vatersein immer noch schafft, sich samstags am Vormittag mit Freunden zum Tennisspielen zu treffen. Eva putzt währenddessen die Wohnung. Ihr Vertrauen in externe Putzhilfen ist nicht groß, mehrmalige Versuche hatten gezeigt: So sauber wie sie selbst putzt niemand, und in puncto Sauberkeit könne sie keine Abstriche machen. So gingen Bernhards Vorschläge, sie solle sich samstags doch auch ein paar Stunden freinehmen, ins Leere.

Perfektionismus, Überforderung, Wut – das waren zunächst die Stimmen, die wir ausmachen konnten. Auf die Frage, ob es noch mehr Stimmen gäbe – leisere, weniger fordernde –, meinte Eva: »Ja, es gibt noch weitere, ganz zarte, zaghafte, die ich gerne überhöre.« Die Sehnsucht, die Ruhe, der Körper, die würden sich nun auch zu Wort melden. Vor allem der Körper sei in den letzten Wochen lauter geworden, unüberhörbar laut.

Ich bat Eva um einen schriftlichen Dialog. Die leisen, zaghaften Stimmen bekommen dabei das letzte Wort, oder die dominanten Stimmen finden einen Kompromiss mit den zurückhaltenden. Eva kam mit einem Dialog, der – so die Autorin – »sehr erhellend« war. An dem Gespräch nahmen Herr Perfekt, Frau Überforderung, Frau Sehnsucht und ihr Körper teil.

HERR PERFEKT (laut, polternd): Eva, du musst dranbleiben an den Dingen, du kannst jetzt, nur weil dein Magen spinnt, nicht locker lassen. Letzte Woche, das Meeting – ich bin Besseres gewohnt von dir. Du hast viel zu wenig straff moderiert. Das haben die Kolleg:innen sofort ausgenützt. Hast du noch nicht gemerkt, dass die an deinem Stuhlbein sägen? Du musst mit noch mehr Power auftreten, lass die Zügel nicht locker. Du bist eine Powerfrau – werde deinem Ruf gerecht.

FRAU ÜBERFORDERUNG (stotternd, mit hängender Zunge): Ich, ich, ich kann nicht mehr, mir ist alles viel zu viel. Seit Monaten saugst du mich bis auf den letzten Blutstropfen aus. Ich kann nicht mehr.

HERR PERFEKT (hämisch): Waschlappen, Weichei, Möchtegernkarrierefrau ... das ist doch lächerlich ...

FRAU ÜBERFORDERUNG (verzweifelnd, sich umblickend): Warum hilft mir niemand?

FRAU SEHNSUCHT (ganz leise, kaum hörbar): Ich bin doch da, du hörst mich aber nie.

FRAU ÜBERFORDERUNG (überrascht, irritiert): Wer ...
wer bist du?

FRAU SEHNSUCHT (etwas lauter): Ich bin die Sehnsucht und ständige Außenseiterin. Niemand will mich. Immer werde ich ignoriert, dabei hätte ich so viel zu bieten. Ich mache das Leben bunter, lebendiger, aufregender ...

HERR PERFEKT (polternd): Bah, bah, wenn ich das schon höre, so ein Blödsinn. Du bist ein Taugenichts, eine Schmarotzerin. Du gaukelst den Leuten Freude vor, dabei bist du es, die sie zu Versagern macht. Nutzlose Wesen in unserer hervorragenden Leistungsgesellschaft. Du selbst bist die größte Versagerin, du setzt dich nie durch, wirst ständig überhört, niemand will etwas mit dir zu tun haben.

FRAU SEHNSUCHT (noch etwas lauter): Die meisten übersehen mich, da hast du Recht. Wer mich haben will, muss mich sehen. Aber wer sich mir zuwendet, der lässt mich nicht mehr los, da kannst du dann einpacken. Ich bin nämlich eine süchtig machende Substanz, eine gesunde und gute Droge.

FRAU ÜBERFORDERUNG (zögerlich, ängstlich): Das klingt doch gut. Was kann ich tun, damit ich dich nicht mehr überhöre oder übersehe, damit ich …

HERR PERFEKT (unterbricht, herablassend): Papperlapapp, wir sind nicht auf dem Marktplatz, da wird nicht gehandelt. Du, Überforderung, gehörst zu mir! Die Sehnsucht schicken wir zum Teufel, die brauchen wir nicht, die ist kontraproduktiv bei dem, was wir vorhaben.

FRAU SEHNSUCHT (wieder sehr leise, leicht zu überhören): Aber … aber ihr könnt mich doch nicht einfach übergehen, das geht doch nicht, ich bin ja auch noch da …

KÖRPER (bestimmt): Also, so geht das definitiv nicht. Ihr könnt die Rechnung nicht ohne den Wirt machen. Ich bin nämlich der Wirt, ohne mich geht nichts. Wenn ich nicht mehr mitspiele, könnt ihr alle einpacken. Ich bin die Nummer 1, auch wenn es bis jetzt nicht so ausgesehen hat. Jetzt, jetzt bin ich an der Reihe. Und wenn ich richtig informiert bin, wurde Ihnen, Herr Perfekt, bereits das Kündigungsschreiben ausgehändigt. Sie haben Ihren Dienst getan, nun können Sie sich verabschieden und sich anderem zuwenden.

FRAU SEHNSUCHT (wieder etwas lauter, sichtlich erleichtert): Fein, Körper, dass es dich auch noch gibt und dass du mich unterstützt gegen Herrn Perfekt und Frau Überforderung. Jetzt fühle ich mich nicht mehr so ausgeliefert. Bin erleichtert, dass Herr Perfekt gekündigt wurde und Frau Überforderung ihre Vorherrschaft eingebüßt hat. Die beiden haben zwar in den letzten Jahren gute Dienste geleistet, ohne die beiden wäre Eva wohl nicht dort, wo sie jetzt ist. Aber jetzt haben sie den Bogen überspannt, jetzt meinen sie es nicht mehr gut mit ihr. Die beiden würden ihr am liebsten den Garaus machen.

KÖRPER: Das haben sie mit mir auch probiert. Es ist ihnen aber nicht gelungen. Und jetzt, wenn wir zu zweit auftreten, haben wir doppelte Kräfte.

FRAU SEHNSUCHT (bestimmt): Wir lassen uns nicht mehr unterkriegen, wir fordern unser Recht!

Durch das Verfassen des Dialogs habe sich etwas verändert, meinte Eva in der nächsten Therapiestunde. Das Problem ist zwar noch nicht gelöst, aber ihre Einstellung zur Gastritis hat sich gewandelt. Vorher war sie ihr nur lästig, und sie wollte die Schmerzen möglichst schnell loswerden. Sie ärgerte sich über den nicht mehr funktionierenden Körper. Jetzt zeigen die Schmerzen deutlich ihre Grenzen auf. Jetzt kann sie die Gastritis als Verbündete der Sehnsucht annehmen und auf sie achten. Neben der Wertschätzung des Körpers als Grenzzieher ist die Stimme der Sehnsucht lauter und penetranter geworden. Dies hat ihr Leben bereits um zwei Rollen erleichtert: Es gibt eine Putzhilfe und eine Nachhilfelehrerin für die Kinder. Eva verbringt die Samstagvormittage mit ihren Freundinnen beim Brunchen. Ein wichtiger Schritt war getan.

Schreibanregung Nr. 13

Die nächste Schreibübung unterstützt Sie dabei, Ihre Ambivalenzen zu klären. Eruieren Sie die unterschiedlichen Stimmen, die bei Ihrem Veränderungsprojekt mitreden. Sie können ihnen auch klingende Namen wie »Frau Perfekt« oder »Mister Besserwisser« geben. Achten Sie auch auf leise, zurückhaltende Stimmen. Sie sind oft weise Ratgeberinnen. Wählen Sie drei, maximal vier davon aus, zwei dominante und ein, zwei zaghafte Stimmen. Fällt es Ihnen schwer, die Stimmen für Ihren Dialog auszuwählen, nehmen Sie sich Zeit für eine zweite oder dritte Debatte.

- Welche Argumente bringen die einzelnen Stimmen für ihre Existenzberechtigung vor?
- Welche Verdienste führen sie an?
- Wie stehen sie zu den anderen Stimmen?
- Wer kooperiert mit wem?
- Wer liegt mit wem im Clinch?
- Den leisen, zaghaften Stimmen gehört das letzte Wort, oder Sie finden einen für alle passenden Kompromiss. Jede Stimme braucht Aufmerksamkeit und hat ihre Existenzberechtigung. So können sie friedlich miteinander kooperieren.

Beachte:

- Beim Nachspüren von Ambivalenzen eignet sich dialogisches Schreiben.
- Achten Sie auf neue oder leise Stimmen. Sie werden im Alltag oft nicht wahrgenommen, erfüllen aber wichtige Funktionen.

Glaubenssätze hinterfragen

Wir alle sind mit ihnen aufgewachsen, sie prägen unser Leben bis heute entscheidend mit. Es sind die Moralvorstellungen unserer Ahnen, unserer Eltern, die wir quasi mit der Muttermilch aufgesogen haben. Sich ihrer bewusst werden, um zu wissen, welche Glaubenssätze bis heute wirken, welche uns bis heute einen guten Dienst leisten und welche wir besser verwerfen sollten – ginge es nur so leicht! –, erhöht unsere Selbstwirksamkeit.

> ASTRID brachte ihre heftige Migräne in meine Praxis. Ich sammelte mit Astrid ihre Glaubenssätze. Es waren nicht wenige, die für den Umgang mit ihrem Körper recht erhellend waren. Wenn sie in ihrer Ursprungsfamilie über Schmerzen klagte, hörte sie »Keine Beachtung schenken« oder »Bis zum Heiraten ist es wieder vorbei«. Als Lebensphilosophie galt, »hart zu sich sein«, »Das Leben ist kein Honiglecken« oder »Leben bedeutet Arbeit«. Dass man sein Leben auch gestalten kann, dass man im Leben auch etwas verändern kann, war Astrid fremd. Viel eher galt »Du wirst ins Leben geworfen, lerne schwimmen« und »Das Leben ist Schicksal, dagegen kommt man nicht an«.

Schreibanregung Nr. 14

Überlegen Sie, mit welchen Glaubenssätzen Sie aufgewachsen sind. Legen Sie eine Liste an. Machen Sie sich Notizen zu folgenden Fragen:

- Welche Glaubenssätze wirken bis heute noch?
- Welche möchten Sie verabschieden?
- Wie lauten neu hinzugekommene, für Sie wichtige Glaubenssätze?

Entscheiden Sie sich für einen Glaubenssatz, der bis heute wirksam ist und Ihnen keine guten Dienste leistet. Gehen Sie in Ihre Kindheit zurück und halten Sie die Antworten auf folgende Fragen fest.

- Wann und wie ist Ihnen der Glaubenssatz damals begegnet?
- Wie hat er sich auf die Beziehung zu Ihren Eltern ausgewirkt?
- Wie hat er das Zusammenleben der Familie geprägt?
- Wie wirkt er sich auf Ihr Leben aus?
- Wie würde statt dieses Glaubenssatzes ein besserer, gesünderer lauten?

Schreiben Sie nicht in der Ich-Form, sondern wählen Sie die 3. Person Singular, also die Sie- oder Er-Form. Schreiben Sie im Präteritum und nicht im Präsens.

Schreiben Sie einen weiteren Text. Beschreiben Sie einen Tag in Ihrem Leben, an dem der neue Glaubenssatz bereits Realität ist.

- Stellen sie die Auswirkungen dieses Satzes auf Ihr Leben möglichst detailliert dar.
- Schreiben Sie in der Ich-Form und im Präsens, nicht – wie in der Schule gelernt – im Futur. Sie tun so, als wäre die Vorstellung bereits Realität.

Beachte:

- Beim Beschreiben alter, noch wirkmächtiger Glaubenssätze ist es sinnvoll, nicht von sich, also nicht in der Ich-Form, sondern in der 3. Person und im Präteritum zu schreiben. Dies suggeriert, Sie hätten den Glaubenssatz bereits hinter sich gelassen.
- Erinnern Sie sich an den Satz von Peggy Penn: »Schreiben hat performative Kraft.« Manchmal erschaffen wir schreibend eine neue Wirklichkeit.
- Beim Verfassen der Geschichte über neue, passendere Glaubenssätze wählen Sie die Ich-Form und das Präsens, Sie tun schreibend so, als wäre der Satz bereits Teil Ihres Lebens.

6 WIE SCHREIBEN ENTLASTEN KANN

»Sich etwas von der Seele schreiben«, »aufschreiben und loslassen«, »sich frei schreiben« – das sind nur einige Versprechen, die wir am Buchmarkt oder im Netz finden, wenn wir nach therapeutischem Schreiben suchen. Die Idee, sich etwas von der Seele schreiben zu können, scheint die am weitesten verbreitete zu sein. Und sie ist berechtigt – aber leider nur teilweise und nicht immer. So undifferenziert die Behauptung ist, Schreiben sei an und für sich befreiend, so schädlich können die Folgen sein. Manchmal ist Schreiben, wenn wir es planlos und unreflektiert einsetzen, kontraproduktiv.

Einige Male habe ich in meiner Praxis erlebt, dass das genaue Gegenteil von »sich etwas von der Seele schreiben« eintrat. Wenn Sie schreibend von unangenehmen Gefühlen überflutet werden, wenn Sie keine Kontrolle mehr darüber haben, was Sie schreiben, dann brechen Sie ab. Dann schreiben Sie sich nicht los davon, sondern sind dabei, Ihr Leid festzuschreiben. Sie tragen es nicht nur im Kopf und im Herzen herum, sondern Sie haben es auch noch schwarz auf weiß auf Papier, nachhaltig sichtbar, jederzeit nachlesbar. Das lindert den Schmerz nicht, das Gegenteil tritt ein.

So wie bei **ELMAR**, der zu mir in die Praxis kommt, als seine Frau die Diagnose »Brustkrebs« erhalten hat. Zwei kleine Kinder (zwei und sechs Jahre), das schwierige Verhältnis zu seinen Schwiegereltern – sie wohnen im selben Haus –, und jetzt auch noch die Erkrankung seiner Frau. All das lastet schwer auf seinen Schultern, er droht daran zu zerbrechen. Für seine Sorgen, seine Ängste und seinen Ärger bleibt in der ohnehin belasteten Familie kein Platz. In dieser schwierigen Situation kommt dem passionierten Tagebuchschreiber selbst dieses bisher probate Mittel, sich und das Geschehen rund um ihn herum zu reflektieren, abhanden. Er stellt fest, dass die regelmäßigen Aufzeichnungen seinen Schmerz eher verstärken denn lindern. Das vergrößert sein Gefühl von Ohnmacht, Hilflosigkeit und Überforderung – zusätzlich zum Schmerz und zu den Ängsten um seine Frau.

Manchmal sind uns Themen oder Ereignisse so nahe, dass zwischen uns und die Erfahrungen kein Blatt Papier passt. Wenn etwas so nahe ist, laufen wir Gefahr, es uns schreibend einzuverleiben. Das erinnert an eine sehr frühe Idee von der therapeutischen Funktion des Schreibens. In der Antike herrschte die Vorstellung, es würde helfen, wenn man sein Leid auf Pergament schreibe, das Dokument in einer Flüssigkeit auflöse und diese dann trinke. Mit dem Ausscheiden des Getrunkenen löse sich der Schmerz, das Leid von unserem Körper (Petzold u. Orth 1995). Leider ist nicht überliefert, ob es auch wirklich funktioniert hat. Ich hege Zweifel. Aber auch wenn uns aktuell etwas sehr belastet und wir das Risiko eingehen, etwas festzuschreiben, müssen wir nicht auf das Schreiben verzichten. Es gibt Methoden, diese Gefahr zu bannen.

Zunächst können wir überlegen, ob wir assoziativ oder logisch strukturiert schreiben sollen. Dazu hat mich meine jahrelange Erfahrung Folgendes gelehrt: Zu kohärenten Geschichten rate ich, wenn es um Ausnahmen geht. Neue Geschichten in unserem Leben, Abweichungen von der dominanten Geschichte und eingetretene Veränderung brauchen die epische Breite. Sie sollen sich genau und detailreich entfalten können, sie gehören »verdichtet«. Wir sind bestrebt, schreibend neue Wirklichkeiten – im Sinne von Peggy Penn (siehe Kap. 2) – zu schaffen.

Wenn es um traumatische Geschichten geht, ist es wichtig, die zersplitterte Realität wieder zu einem logisch-stringenten Ganzen zusammenzufügen. Auch hier empfiehlt es sich, eine in sich geschlossene Geschichte zu verfassen – dies allerdings unter zwei Bedingungen: Die Phase der Stabilisierung ist gut abgeschlossen und wirkt nachhaltig und die schriftliche Konfrontation mit dem traumatischen Erleben findet unter professioneller Anleitung statt.

In drei Situationen rate ich dazu, in einer losen Folge von Gedanken, Gefühlen und Eindrücken zu schreiben: Will ich mich – zum Ersten – emotional entlasten, ist der assoziative Stil das Mittel der Wahl. Ich bin wütend auf meine Vorgesetzte, ich ärgere mich grün und blau über meinen Sohn, ich bin zutiefst enttäuscht von mir, weil ich schon wieder in ein altes Muster gefallen bin, dann nutze ich diese Art zu schreiben als Ventil, so wie Andrea unmittelbar nach der Trennung von Dieter ihre Schockstarre beschrieb (siehe Kap. 4). Auf dem Papier darf ich schimpfen wie ein Rohrspatz und klagen wie ein Jammerlappen. Wie wir wissen, ist Papier geduldig, und eine direkte Konfrontation mit den Auslösern meiner Emotionen wäre – unmittelbar nach dem Geschehen – sozial nicht verträglich.

Zum Zweiten hilft das assoziative Schreiben, wenn uns Geschehnisse überfluten und wir dadurch sehr auf unsere Außenwelt konzentriert sind. Schreibend wenden wir uns wieder unserer Innenwelt zu und kommen unseren Emotionen und Ideen auf die Spur. So stellen wir wieder Nähe zu uns selbst her.

Es gibt noch einen weiteren, den dritten Punkt, wann assoziatives Schreiben angeraten ist. Geht es um »alte« Geschichten, um die Wiederholung meiner dominanten Leidensgeschichte, rate ich ebenfalls, keine strukturierte Geschichte zu schreiben, sondern sich dieser »alten Wirklichkeit« assoziativ zu nähern. Wir wollen sie nicht 1:1 abbilden, wir wollen sie nicht auch noch festschreiben, hat sie doch bereits Kerben in unser Hirn und Herz geschlagen.

Ich erinnere noch einmal daran, dass Texte, die beim assoziativen Schreiben entstehen, nie öffentlich werden, sondern dass sie stets nur Basis für weitere Texte sind. Wie in Kapitel 4 gezeigt, können wir mit ihnen gut weiterarbeiten – aber mit mehr Distanz und mit konkreten Vorgaben, wie »Fassen Sie die Quintessenz Ihres Textes in vier Zeilen zusammen« oder »Unterstreichen Sie 10 Worte, die nachklingen, und formulieren Sie daraus ein Rondell«[3].

Wie eine distanziertere Herangehensweise an Texte aussehen kann, zeigen die folgenden Seiten.

---

3 Ein Rondell ist nach folgendem Prinzip aufgebaut: Es besteht aus acht Zeilen, die erste, vierte und siebte Zeile sind identisch, die zweite und die achte Zeile auch.

Sich vom Problem distanzieren

Schreiben ist an und für sich eine Möglichkeit, sich zu distanzieren. Wir schreiben etwas nieder, wir geben es nach außen. Schreiben ist also eine Art »Externalisierung«. Trotzdem – wie bei Elmar – kann es passieren, dass Schriftstücke zum Schwergewicht werden, dass mit ihnen etwas festgeschrieben statt losgeschrieben wird. Deshalb wollen wir auf Nummer sicher gehen, und ich rate beim Beschreiben von Schmerzhaftem, von Belastendem zu Schreibweisen, die distanzieren. Sie haben es bereits mehrfach ausprobiert. Immer dann, wenn Sie statt eines Ich ein Sie oder Er gewählt haben, oder dann, wenn Sie ein Gefühl oder einen Anteil von sich sprechen ließen, haben Sie eine distanzierende Schreibweise gewählt.

Wenn wir im Schmerz hängen bleiben, wenn wir Sorgen wälzen und nicht mehr zurechtkommen, sprechen wir von einer Problemtrance. Wir geraten gerne in ihre Fänge und sehen dann nur mehr das Schwere, haben keinen Blick für Ausnahmen. Ideen von Auswegen oder Lösungen sind meilenweit entfernt. Wir drehen uns im Kreis, das Einzige, was wir sehen und spüren, das Einzige, worüber wir sprechen können, ist unser Problem. Dieses Sich-drehen-im-Leid ist wichtig, um es in seiner Dimension zu begreifen, um es zu integrieren. Da kann Reden hilfreich sein. Einfach drauflosschreiben wie beim automatischen Schreiben sollten wir in einem solchen Fall nicht.

Tendenziell gilt: Wenn wir in einer Problemtrance gefangen sind, sollten wir, bevor wir den Stift ansetzen, mit den Fingern über die Tastatur gleiten und überlegen, *wie* wir schreiben wollen. Es gibt mehrere Möglichkeiten, den Schreibprozess so zu gestalten, dass er produktiv wird. Zwei davon sind besonders sinnvoll und zudem noch kreativ.

Beginnen wir mit dem Externalisieren – wie es im Fachjargon heißt. Bilderbuch- und Kinderbuchautor:innen lieben es, kindliche Schwächen personifiziert darzustellen. Mirjam Zels (2017) beschreibt in *Fast wie Freunde* die kindliche Angst der Protagonistin Sophie. Das Mädchen findet nicht nur einen adäquaten Umgang mit der Angst, sie erkennt in ihm gar einen hilfreichen Beschützer. Gleich mehrfach personifiziert Daniela Schurig (2019) in ihrem Bilderbuch *Ich war's doch gar nicht* Lucas Faxen und Flausen als ungehörige Monster, über die Luca scheinbar keine Macht hat. Erst, als er seine Stimme gegen die Monster erhebt, erfährt der Junge, dass sie sich von ihm bändigen lassen.

Nicht nur Kinderbuchautor:innen greifen zu dieser Verfahrensweise, auch Autor:innen der Erwachsenenliteratur wissen sie zu schätzen. Ein besonders einprägsames Beispiel bietet der kanadische Autor Yann Martel in seinem Roman *Schiffbruch mit Tiger*. Pi Patel, der Sohn eines indischen Zoobesitzers, erleidet mit Tieren aus dem Zoo seines Vaters Schiffbruch und rettet sich mit einem bengalischen Tiger auf ein Boot. Über 200 Tage treiben sie auf dem Ozean, bis sie schließlich vor der Küste Mexikos gerettet werden. Pi Patel sinniert im Boot, auf dem offenen Meer treibend, über die Angst:

> »*Angst ist der einzige echte Feind des Lebens. Nur Angst kann das Leben bezwingen. Angst ist ein kluger, raffinierter Gegner, das weiß ich aus Erfahrung. Sie kennt keine Moral, akzeptiert kein Gesetz und keine Konvention, sie ist unerbittlich. Sie sucht sich bei jedem den schwächsten Punkt und findet ihn ohne Mühe. Sie beginnt ihren Angriff im Kopf, immer. Im einen Moment fühlt man sich noch ruhig, selbstsicher, glücklich. Dann schleicht die Angst sich in den Verstand wie ein Spion, gehüllt in den Mantel des leisen Zweifels. (…) Wir spüren, wie wir schwach werden, unsicher. Aus der Beklommenheit wird Angst.*
>
> *Jetzt nimmt die Angst sich den Körper vor, der längst weiß, dass da etwas nicht stimmt. Längst schon sind die Lungen fortgeflogen wie ein Vogel, die Eingeweide winden sich wie eine Schlange davon. Jetzt lässt sich die Zunge fallen wie ein Opossum, und das Kinn galoppiert dazu auf der Stelle. Die Ohren werden taub. Die Muskeln zittern, als hätte man Malaria, und die Knie schlackern, als wären sie auf dem Tanz. Das Herz zieht sich zusammen, dafür weitet der Schließmuskel sich. Und immer so weiter, der ganze Körper. Jeder einzelne Teil versagt, jeder auf die Weise, auf die er es am besten kann. Nur die Augen bleiben aufmerksam. Sie registrieren jeden Schachzug der Angst genau.*
>
> *Nicht lange, und man macht Fehler. Man lässt seine letzten Verbündeten ziehen: Hoffnung und Vertrauen. Und schon hat man sich selbst besiegt: Die Angst, die doch nichts war als ein Hirngespinst, triumphiert.*«
> *(Martel 2003, S. 198 ff.)*

Martel beschreibt in dieser Textpassage eindrücklich, wie Angst wirkt, was sie mit uns macht und welch mächtige Verbündete sie hat.

Betrachten wir unsere Probleme von außen, machen wir eigentlich nichts anderes. Wir beschreiben auf externalisierende Weise belastendes und behinderndes Verhalten, wir stellen den Einfluss und die Auswirkungen eines für uns schwierigen Persönlichkeitsanteils auf unser Leben dar und wir eruieren unsere Einflussmöglichkeiten auf diesen Teil. Die Auswirkungen und Einflüsse des Problems auf einen selbst, auf seine Beziehungen und die eigenen Einflussmöglichkeiten auf das Problem rücken in unser Blickfeld. Im besten Falle vergrößern sich dadurch Handlungsspielräume.

Wie geht das Externalisieren vonstatten? Zunächst bestimmen wir das Thema, das wir externalisieren wollen. Wir definieren es und geben ihm einen Namen. »James Last« nannte eine meiner Klientinnen ihre Depression, »Frau Oberstudienrätin« eine andere ihren Perfektionismus, »MadHilde« taufte eine Klientin mit bulimischem Verhalten ihre instabilen Tage. Oft haben wir bereits Metaphern oder bildhafte Beschreibungen für unsere Problematik im Kopf. Wir reden von Belastungen, als wären sie gute alte Bekannte oder lästige Begleiter:innen (Unterholzer 2018).

> Ich schlug **ELMAR** vor, sein Gefühl von Belastung zu externalisieren, um einen distanzierteren Blick darauf werfen zu können. Ob er einen Namen für die Belastung finden und sie beschreiben könne? Sie sei weiblich, meinte er und er entschied sich für »Walburga«. Sie erinnere ihn an eine massive, etwas behäbige Seekuh, nicht sonderlich beweglich, nicht sonderlich agil, sondern träge, langsam und schwergewichtig. Ob er Lust habe, einen Text über Walburga zu schreiben, fragte ich ihn, und als er zustimmte, konkretisierte ich meine Schreibanregung. Er solle im Text nicht nur Walburga genauer beschreiben, sondern auch seine Beziehung zu ihr. Wie beeinflusst sie sein Leben? Wie verändert sie sein Selbstbild? Wie wirkt sie sich auf die Beziehungen zu anderen aus? Er solle schriftlich auch darüber reflektieren, welchen Einfluss er auf Walburga habe. Wie lädt er sie ein und wie kann er sie sich vom Leibe halten?
> In der nächsten Stunde kam Elmar mit folgendem Text:

Mit Walburga verbindet mich eine lange Beziehung. Kennengelernt habe ich sie kurz nach dem Tod meiner Mutter, also vor 10 Jahren. Seither ist sie eigentlich meine ständige Begleiterin, mal ist sie näher bei mir, mal hält sie sich mehr auf Distanz. Aber seit Irma krank geworden ist, rückt sie mir nicht mehr von der Pelle. Morgens beim ersten Augenaufschlag, grinst sie mir ins Gesicht. Abends ist sie die letzte, die mir höhnisch »Gute Nacht« wünscht. Sie weiß ohnehin, dass meine Nacht keine gute sein wird, sie lässt mich kaum mehr schlafen, flüstert mir ins Ohr: »Du schaffst all das nicht mehr. Du kriegst das nicht mehr hin. Du bist zu schwach, um Irmas Krankheit auch noch mitzutragen. Du bist zu schwach.« Bis in die frühen Morgenstunden hat sie mir diese Gedanken so oft eingeflüstert, dass ich sie tagsüber glaube. Je mehr ich Irma nur mehr als krebskranke Frau sehe, desto mehr umschlingt mich Walburga. Je öfter ich an den Ärger mit meinen Schwiegereltern denke, desto häufiger setzt sie sich auf meine Schultern und drückt mich mit ihrem Tonnengewicht in den Boden. Je schwärzer ich die Welt sehe, desto öfter droht sie mir, mich aufzufressen. Walburga schafft es, dass ich mich klein, schwach und unfähig fühle. Sie verhöhnt mich als »Versager«. Versager ist bereits mein zweiter Vorname.

An manchen, sehr seltenen Tagen schaff ich es, sie zu übersehen und zu überhören. Wenn ich mit Irma »normale« Sachen unternehme, wenn wir abends unsere Runde mit dem Hund drehen, wenn wir ins Kino gehen, wenn wir Gespräche abseits der Krankheit führen, wenn ich die Schwiegereltern als alte, ängstliche Menschen und nicht als engherzige, sture Trottel sehe. Dann hat Walburga keine Chance. Ihre Verführungskünste und ihre Beschimpfungen prallen dann an mir ab. Ich finde wieder zu meiner alten Schlagfertigkeit, ich gebe Walburga Kontra, lasse sie verstummen. Ich weise ihr den ihr gebührenden Platz zu: den einer warnenden Stimme, die mich daran erinnert, mich selbst – trotz der Schwere rundherum – nicht zu vergessen.

Bei der Besprechung des Textes in der nächsten Stunde meinte Elmar, dass sich die Schwere der Belastungen trotz des Schreibens nicht aufgelöst hätte. Aber durch den Text hätte sich die Bedeutung seiner Sorgen verändert. Wollte er sie vorher immer loswerden, wisse er jetzt, dass die Sorgen auch ihre guten Seiten haben. Sie würden ihn vor der Selbstaufgabe bewahren. Sie würden ihn daran erinnern, dass er – neben all den Herausforderungen – gut auf sich achten solle. Seit dieser Erkenntnis würde Walburga mehr im Hintergrund bleiben, so könne er gut mir ihr zusammenleben.

Nun sind wieder Sie an der Reihe.

Schreibanregung Nr. 15

Konzentrieren Sie sich auf einen Anteil, auf eine Stimme, die Ihnen bei Ihrer geplanten Veränderung hinderlich ist. Es kann der Zweifel sein, das Misstrauen, die Ängstlichkeit oder die Rücksichtnahme auf andere. Oder Sie bestimmen einen Teil von sich, ein Symptom, eine Belastung, die Sie immer wieder behindert, schwächt und irritiert. Nehmen Sie eine externalisierende Haltung an, also betrachten Sie das, was Sie gerne beschreiben möchten, von außen.

- Beschreiben Sie den Teil, bestimmen Sie sein Geschlecht, das Alter, das Aussehen, die Größe, die Eigenheiten. Lassen Sie ihn plastisch vor Ihren Augen entstehen.
- Wenn Sie diesen zu externalisierenden Anteil zeichnen oder gestalten, kann es leichter sein, mit ihm in Dialog zu treten. Oder Sie suchen ein Bild, ein Foto, ein Symbol für diesen Teil.
- Beschreiben Sie nun – immer wieder einen Blick auf die Zeichnung, die Gestalt werfend –, welchen Einfluss die Figur auf Ihr Leben hat, auf Ihre Beziehungen, auf Ihr Selbstbild.
- Beschreiben Sie, welchen Einfluss Sie auf diesen Teil haben und was sich durch Ihren Einfluss verändert.

Behalten Sie während des Schreibens die externalisierende Betrachtungsweise bei.

Metaphern wählen

Ein Klient schildert, er wäre seiner Lebensgefährtin mit Haut und Haar verfallen, eine Klientin meint, ihre Tochter könne ihr noch lange nicht das Wasser reichen, ein streitendes Paar spricht über seine Beziehung ausschließlich in Kriegsmetaphern. Mit Metaphern lässt sich oft Unaussprechliches oder nur schwer Fassbares einfach und schnell ausdrücken.

Verwenden wir Metaphern, lenken sie unser Augenmerk auf eine neue Welt. Sie sprechen unsere Sinne an, und durch ihre Bildhaftigkeit wirken sie nachhaltig. Sie bringen nicht nur Kreativität in unsere Gespräche und verändern die Sprache, sie entlasten auch.

Die Arbeit mit Metaphern kann sehr vielfältig sein. Eine Variante mit lyrischen Formen bietet sich an. So schlage ich Klient:innen vor, in einem

Vierzeiler zu beschreiben, wie es sich anfühlt, dem oder der Liebsten mit Haut und Haar verfallen zu sein. Oder ich empfehle der Mutter, in einem Elfchen eine Mutter-Tochter-Beziehung auf Augenhöhe zu entwerfen.

Eine weitere Variante der Metaphernarbeit bietet sich an: Wir können Gefühle, Gedanken oder Verhaltensweisen in Bildern fassen – so wird aus Elmars Belastung eine Seekuh, aus dem Arbeitseifer einer anderen Klientin ein Ackergaul und aus der Beziehung eines Paares ein Kriegsschauplatz. Klarerweise müssen wir uns – bevor wir ins Detail gehen und dadurch die Wirkung intensivieren – fragen, wie sinnvoll es ist, sich einer »negativen« Metapher zu widmen. Könnte es nicht sinnvoller sein, nach einer weiteren, vielleicht weniger destruktiven Metapher zu suchen? Das kriegerische Paar und ich überlegten, wie erfolgversprechende Friedensverhandlungen aussehen könnten. Mit Elmar reflektierte ich, wie seine Beziehung zur Seekuh Walburga sich besser entwickeln könnte.

So kraftvoll die Wirkung von Metaphern ist, so wichtig ist es, sie in den konkreten Alltag zu transferieren.

»Was können Sie, **ELMAR**, tun, um Walburga besser in den Griff zu kriegen?« Auf diese Frage antwortet er mit einem Vierzeiler mit dem Titel »Der Dompteur der Seekuh Walburga«:

Ich bestimme, wann sie aus dem Käfig darf
Irma ist krank und gesund
Meine Schwiegereltern sind alt und ängstlich
Ich bestimme, wann Walburga sich mir nähert.

Schreibanregung Nr. 16

Wählen Sie ein Gefühl, einen Gedanken oder eine Verhaltensweise aus, die Ihnen bei Ihrer geplanten Veränderung im Wege ist. Es kann auch der Anteil sein, den Sie in der vorherigen Schreibanregung externalisiert haben.

Falls Sie keine konkrete Veränderungsidee verfolgen, wählen Sie einen Gedanken, ein Gefühl aus, dem Sie gerne auf den Grund gehen möchten.

Suchen Sie nach einer passenden Metapher: Es kann ein Tier, eine Pflanze, ein Baum, eine Insel, ein Land, ein Gemälde oder auch etwas ganz anderes sein.

- Beschreiben Sie die Metapher detailliert. Halten Sie alles fest, was Sie sehen, hören, riechen, schmecken oder ertasten. Halten Sie alles fest, was Ihnen dazu einfällt.

Fassen Sie die Erkenntnisse dieser Schreibanregung in einem Pyramidengedicht zusammen.

- In die erste Zeile schreiben Sie ein Wort,
- in die zweite zwei Wörter,
- in die dritte Zeile drei Wörter bis hin zur achten Zeile mit acht Wörtern.

Beschränken Sie sich auf acht Zeilen.

Halten Sie die Antworten auf die Fragen fest:

- Was bedeuten die Erkenntnisse konkret für Ihr Leben?
- Wie kann der Transfer in den Alltag gelingen?
- Wie sieht ein erster, kleiner Schritt aus?

Ihr Problem zu personifizieren oder dafür eine passende Metapher zu finden – das sind zwei methodische Varianten, wie Sie Problematisches distanziert betrachten und dadurch neue Perspektiven, neue Aspekte erarbeiten können. Dies stärkt Ihre Selbstwirksamkeit und eröffnet einen größeren Handlungsspielraum.

Perspektive ändern

Neben inhaltlich-methodischen gibt es auch formal-sprachliche Vorgehensweisen, die verhindern, dass Sie sich in Ihrem Leid festschreiben. Sie ermöglichen eine distanziertere Beschreibung. In der einen oder anderen Schreibanregung haben Sie diese Techniken bereits erfahren. Wenn Sie beispielsweise einen Text über ein belastendes Thema schreiben, dann verfassen Sie ihn nicht in der Ich-Form, sondern wählen dafür die Sie- oder Er-Form. Nicht Sie sind die Protagonist:in in Ihrem Text, sondern eine Sie oder ein Er. Diese »Verfremdung« erlaubt uns mehr Distanz, und dadurch kommen wir leichter zu Lösungen.

Eine weitere formale Variante, sich ein Thema etwas vom Leibe zu rücken, ist die bewusste Entscheidung für einen Tempuswechsel. Schreiben wir über aktuell Schwieriges, wäre das Tempus klarerweise das Präsens: Wir geben unmittelbar wieder, was uns beschäftigt, was uns belastet. Auch hier kann ein

Kunstgriff helfen. Wenn wir für einen Text die eigentliche Erzählzeit, nämlich das Präteritum wählen, suggerieren wir damit, dass das Problem bereits in der Vergangenheit liegt. Es macht einen deutlichen Unterschied, ob ich schreibe »Mein ganzes Leben fühlt sich nur mehr schwer an, ich bin verzweifelt und hoffnungslos« oder ob ich schreibe »Mein ganzes Leben fühlte sich nur mehr schwer an, ich war verzweifelt und hoffnungslos«. Diese Form von »Es war einmal« deutet Bewältigung an, und was brauchen wir mehr in Momenten des Kummers und der Verzweiflung als die Hoffnung genau darauf?

> ANDREA – Sie erinnern sich an die Künstlerin mit der überraschenden Trennung – hat beide Methoden zur Distanzierung ausprobiert. Sie meinte nach dem Schreiben, es sei ihr dadurch nicht nur leichter gefallen, überhaupt zu schreiben, sondern diese distanziertere Art habe sie zuversichtlicher gestimmt – zuversichtlich, dass der Schmerz auch mal ein Ende finden werde.

Damals

Sie hätte nie gedacht, dass sie die Trennung unbeschadet überleben würde. Damals riss es ihr das Herz aus der Brust. Immer wenn sie daran dachte, Dieter würde nie mehr neben ihr liegen, stockte ihr der Atem. Es war, als würde sie ersticken. Damals war sie in einem Schockzustand. Unfähig zu denken, unfähig zu fühlen, unfähig zu handeln. Erst Wochen später konnte sie ihre Gefühle auseinanderdividieren: Zorn, unsäglicher Zorn, Hass, rasender Hass, Trauer, abgrundtiefe Trauer. Sie hatte nie damit gerechnet, dass er sie verlassen würde. Sie schien sich seiner sicher. Ein gravierender Fehler, wie sie feststellen musste. Hatten all die Freundinnen und Freunde also doch Recht, die vor Jahrzehnten meinten, eine offene Beziehung würde nie gut gehen? Aber 30 Jahre waren sie doch ein mehr oder weniger glückliches Paar gewesen. Wer weiß, vielleicht war sie mehr glücklich und er weniger? Aber warum hatte er nie etwas gesagt, wenn er nicht mehr glücklich war? Warum hatte er sie einfach ausgetauscht? Das konnte sie damals nur so empfinden, sie war ausgetauscht worden, ersetzt durch eine Andere. So fühlte es sich damals an, genau so. Sie war so verzweifelt, damals, dass sie sich niemandem anvertraute. Sie zog sich von allen zurück, sie war für niemanden erreichbar, weder für ihre Freundinnen, noch für die beiden Söhne. Sie ging nicht ans Telefon, als sie anriefen, sie öffnete nicht die Tür, als sie Sturm läuteten. Sie hätte nicht gewusst, was sie hätte sagen können. Sie war völlig verstummt. Sie fand kaum Worte für ihren Schmerz. Und das Schlimmste war die Scham. Sie schämte sich, verlassen, ausgetauscht, ersetzt worden zu sein. Die Scham ließ sie klein und erbärmlich werden. Damals schien es so, als bliebe nur der Rückzug. Um sich zu schützen, vor unangenehmen Fragen, die ohne Antwort blieben, vor dem Mitleid der anderen, das sie noch kleiner und erbärmlicher werden ließ. Damals fiel sie in ein tiefes Loch. Unvorstellbar, da jemals wieder rauszukommen, jemals wieder einen Lichtblick zu erhaschen, jemals wieder lachen zu können, damals.

Schreibanregung Nr. 17

Wenden Sie sich Ihrem Veränderungsprojekt oder einer anderen aktuellen Problematik zu. Definieren Sie Ihr Thema, wählen Sie einen Titel.

- Schreiben Sie den Text in der Sie-/Er-Form, schauen Sie von außen auf sich, als wären Sie eine außenstehende dritte Person.
- Formulieren Sie Ihre Sätze im Präteritum – schreiben Sie sie so, als wäre all das, was Sie beschreiben, bereits vorbei und abgeschlossen.

Beachte:

Möglichkeiten, von Belastendem Abstand zu gewinnen:

- Sie können Ihr Thema externalisieren, es in eine Person, in eine Figur oder in etwas anderes Außenstehendes verwandeln. Beachten Sie dabei zwei Aspekte: Beschreiben Sie nicht nur den Einfluss und die Auswirkungen des Problems auf Ihr Leben, sondern auch Ihren Einfluss auf das Problem und die Auswirkungen Ihres Einflusses.
- Finden Sie für Ihr Thema eine passende Metapher und beschreiben Sie sie möglichst detailliert: z.B. die Trauer als vielarmige Krake, von der Sie sich befreien, die Scham als einen Sie umhüllenden Mantel, den Sie abwerfen können, die Enttäuschung als führerloses Boot im offenen Meer, dessen Steuer Sie wieder kontrollieren werden. Überlegen Sie nach dem Beschreiben der Metapher, was sie für Ihren Alltag bedeutet und wie der erste kleine Schritt zur Umsetzung in der Realität aussehen könnte.

- Formulieren Sie bei der Darstellung eines Themas, das Sie belastet, nicht in der Ich-Form, sondern wählen Sie die 3. Person Singular, also »sie« oder »er«.
- Formulieren Sie nicht in der Gegenwart, sondern wählen Sie das Präteritum. Das suggeriert, es wäre bereits vorbei. Das entlastet.

Scham reduzieren

Meist fällt es schwer, über Erfahrungen, über Erlebnisse zu reden, die uns beschämen. Scham ist etwas sehr Intimes, oft zu intim, um geteilt zu werden. Scham macht uns klein, sie zeigt uns nackt. Am liebsten würden wir im Erdboden versinken. Zu frisch, zu heftig, zu entblößend ist es, das, was geschah, oder das, was wir erlebt haben, laut auszusprechen. So im Geheimen bleibt es noch scheinbar verborgen, so als hätten wir es – unausgesprochen, ohne Mitwisser:innen – besser unter Kontrolle, so als würde es, wenn es ausgesprochen wird, Realität werden, wirklich wahr werden.

Gleichzeitig wissen wir, dass es gut wäre, über das Erfahrene, über das Beschämende zu sprechen. Unausgesprochen sucht sich die Scham ihren Weg, kommt als Symptom zum Vorschein, macht sich körperlich bemerkbar, und die Idee, es unausgesprochen unter Kontrolle zu haben, erweist sich als trügerisch. Unausgesprochen nimmt die Scham eher zu.

Wir schämen uns, wenn wir gegen Normen verstoßen, wenn wir befürchten, den Ansprüchen anderer nicht zu genügen, aber auch dann, wenn wir unserem Selbstbild nicht entsprechen. Wir halten uns für zu wenig erfolgreich, zu wenig klug, zu wenig schön. Unser Körper entspricht nicht dem, was medial vermittelt wird, unsere Leistungsfähigkeit hinkt den eigenen Vorstellungen hinterher. Wir schämen uns aber auch, wenn andere unsere körperlichen, sexuellen und seelischen Grenzen verletzen und wir uns nicht dagegen zur Wehr setzen können. Darüber zu reden fällt besonders schwer.

Menschen, die eine Psychotherapeut:in aufsuchen, zeigen sich mit ihren Schwächen – ein schamvolles Unterfangen. Paare, die von ihrer sexuellen Unlust erzählen, Eltern, die sich als gescheiterte Erziehungsberechtigte fühlen, Unternehmer:innen, die mir als bankrotte Geschäftsleute gegenübersitzen, Alleinerzieher:innen, die an der Armutsgrenze leben. Es braucht viel an Überwindung und Mut, diese »Mängel« mit anderen zu teilen.

Schreiben kann helfen. Es kann ein erster Schritt sein, die Scham zu überwinden.

> Wie bei **ANNA**, die in einem sehr kalten, emotionslosen und wenig wertschätzenden Umfeld aufgewachsen ist. Die im eigenen Hotel hart arbeitenden Eltern hatten wenig Sinn für einen respektvollen Umgang mit ihren Kindern. Als sie noch klein waren, waren sie den arbeitenden Erwachsenen meist im Weg. Kaum den Kinderschuhen entwachsen, hatten sie als Arbeitskräfte zu funktionieren. Lob aus dem Munde ihrer Eltern gab es nicht, stattdessen hagelte es Kritik, wenn der Tagesumsatz zu gering ausfiel. Erst nach vielen Therapiegesprächen konnte sich Anna ihren lieblosen Eltern zuwenden. Dem ging ein Text voraus, in dem sie in der distanzierten Perspektive der Sie-Form einen typischen Arbeitstag als Jugendliche im elterlichen Hotel beschrieb. »Ich hätte wohl nie über die Lippen bekommen, wie gefühllos es bei uns zu Hause zuging. Der Text hat es mir erleichtert, dann drüber zu reden«, meinte sie.

Aber auch hier sind wir gut bedient, wenn wir nicht einfach drauflosschreiben. Schreibweisen, die distanzieren – wie jene in der Sie- oder Er-Form – erleichtern das Schreiben.

Sich versöhnen

Der Schweizer Autor Adolf Muschg, der sich bereits in den 1980er-Jahren mit Literatur und Therapie befasst hat, meinte, Schreiben habe für ihn mehrere heilsame Funktionen, eine ganz wesentliche sei die Versöhnung – mit sich selbst und mit dem Leben: Schreiben als »Versöhnung mit seinem Schicksal« (Muschg 1981, S. 58). Was für Muschg gilt, davon können auch wir profitieren. Oft müssen wir uns mit etwas versöhnen, um es loszulassen oder um es gut zu integrieren: mit unseren Eltern oder Geschwistern, mit anderen nahen Bezugspersonen, oft auch mit uns selbst oder mit unserem Schicksal.

> **MAX** trug mit Mitte 30 seinen Eltern immer noch nach, dass sie ihm als 14-Jährigem verboten hatten, eine berufsbildende Schule mit künstlerischem Schwerpunkt zu besuchen. Die von ihm präferierte Schule war in Berlin, zu weit entfernt von seinem Heimatdorf. Er hätte ins Internat gehen müssen, und seine Eltern wollten ihn nicht mit 14 ins ferne Berlin ziehen lassen. Sie

schickten ihn auf das Gymnasium der nächstgrößeren Stadt. Dort erlebte er »die schlimmste Zeit« seines Lebens. Die Schulfächer interessierten ihn nicht, die Mitschüler:innen mobbten ihn, die Lehrer:innen fanden ihn abwechselnd dumm, undiszipliniert und faul. Mit Ach und Krach schaffte er die Reifeprüfung. Das Studium der Publizistik, das er begeistert und motiviert absolvierte, hat ihn mit seiner schwierigen Schulzeit etwas versöhnt. Heute ist er Kunstkritiker, schreibt für verschiedene Printmedien und könnte mit seinem Leben eigentlich zufrieden sein. Eigentlich – wäre da nicht der Groll auf seine Eltern, die seine »Künstlerkarriere« verhindert haben. Zu mir in die Therapie kam Max über seinen Hausarzt, der meinte, sein Morbus Crohn könnte durch psychische Komponenten verstärkt werden. Auf meine Frage hin, was er der Idee des Arztes abgewinnen könne, kam er sehr schnell auf seine dominanten Eltern zu sprechen, die er in vielem als sehr einschränkend erlebte, u. a. auch in seinen beruflichen Entscheidungen. »In Ihren beruflichen Entscheidungen?«, fragte ich nach, »Sie sind 35, leben seit mehr als 15 Jahre nicht mehr bei Ihren Eltern. Wie können die heute noch Ihren beruflichen Werdegang beeinflussen?« Er meinte, heute nicht mehr, aber damals, als er 15 war. Und er begann zu erzählen von den Nachmittagen in seinem Jugendzimmer, die er zeichnend verbrachte, in denen er sich eine große künstlerische Karriere ausmalte. Er schilderte, wie beruhigend und wie befriedigend das Malen für ihn war. Der sehr zurückhaltende Mann blühte auf, seine Augen begannen zu leuchten, eine Lebendigkeit erfasste seinen Körper, die zu heftiger Gestik und bewegter Mimik führte. Seine große Sehnsucht stand greifbar im Raum. Er wirkte aber nicht unglücklich und er bestätigte, dass ihm das Schreiben von Kunstkritiken sehr liege, dass seine Auftragslage gut sei und er in Fachkreisen einen guten Ruf genieße. Auf meine Frage hin, was es noch brauche, um sich mit seinen Eltern zu versöhnen, ihnen die damalige Entscheidung gegen seinen Wunsch zu verzeihen, stockte er und meinte: »Das weiß ich nicht.« Schon oft mit Antworten wie diesen konfrontiert, wissend, dass sie auch übersetzbar sind mit »Ich brauche noch Zeit zum Nachdenken«, setzte ich darauf, dass meine Frage bei Max weiterwirken wird. Sie wirkte weiter. In die nächste Stunde kam er mit folgender Erkenntnis: »Ich habe nachgedacht. Eigentlich könnte ich diesen Groll auf meine Eltern wirklich verabschieden.« Ich riet ihm zu einem Versöhnungsbrief. Er solle ihn schreiben – zunächst, ohne daran zu denken, ihn auch wirklich abzuschicken.

Wenn wir während des Briefschreibens schon an die Empfänger denken, schränkt uns das sehr ein. Oft ist es nach dem Schreiben des Briefes gar nicht mehr notwendig, ihn der Adressat:in zu überreichen.

Lieber Vater,

du wunderst dich, einen Brief von mir zu bekommen? Ja, in Zeiten von Whatsapp und Facebook eine wirklich altmodische Anwandlung. Ich muss etwas klären mit dir und da scheint mir der Brief ein passender Weg zu sein. Keine Abrechnung, nein, keine Schuldzuweisungen, auch kein Geständnis. Es ist ein Versöhnungsbrief. »Was ... Versöhnung?« wirst du fragen, denn du weißt nicht, dass ich dir seit bald 20 Jahren noch immer etwas nachtrage. Du sprachst damals das Machtwort gegen meine »Wunschschule« in Berlin. Auch Mama war damals dagegen, du hast Recht. Aber sie hätte sich erweichen lassen, sie hätte mir den Wunsch nicht abgeschlagen, wärst du nicht so entschieden dagegen gewesen. Ich weiß, du hattest damals deinen älteren Bruder Theo vor Augen, der als Musiker sich noch mit 50 nicht von seiner Kunst ernähren konnte. Ja, ich weiß, Onkel Theo schnorrt heute noch bei Omi. Trotzdem: Du hast damals meinen großen Wunsch nicht ernst genommen und mich aufs örtliche Gymnasium geschickt. Die folgenden Jahre wurden zu den schwierigsten meines bisherigen Lebens – und dorthin hast du mich geschickt. Ich bin nicht unglücklich mit meinem Beruf, ich stehe jetzt auf der anderen Seite der Kunst. Aber ich hätte es zumindest ausprobieren wollen, wie es ist, wenn man seine Fantasie auf eine Leinwand fließen lässt, und was dabei rauskommt. Aber nicht nur, dass du mir das verunmöglicht hast, trage ich dir nach. Das wirklich Schlimme an deinem »Nein« waren die nachfolgenden Jahre im Gymnasium. Von allen Seiten wurde ich gequält und gemobbt, Lehrer hatten es auf mich abgesehen. Was die Mitschüler mit mir trieben, hast du ja mitbekommen, oft genug warst du zu Krisengesprächen beim Schulleiter »eingeladen«. Dass du mich davor nicht bewahrt hast, dass du meine Wünsche nicht ernster genommen hast, das trage ich dir selbst heute noch als 35-Jähriger nach. Das wollte ich dir noch mitteilen und es wäre gut für mich, wenn wir drüber reden könnten in der Hoffnung, dass diese Wunde dann endlich vernarben darf.

Dein Sohn Max

Max hat den Brief seinem Vater überreicht, das erhoffte Gespräch fand statt. Max meinte nach der Aussprache mit dem Vater, er habe sich durch das Schreiben des Briefes und durch das Gespräch damit versöhnt, auf der anderen Seite der Kunst zu stehen. Damit war sein Morbus Crohn noch nicht geheilt, aber ein wichtiger Schritt war getan. So viel zu Max.

Schreibanregung Nr. 18

Wahrscheinlich gibt es auch in Ihrem Leben Menschen oder Vorfälle, mit denen Sie sich versöhnen möchten, könnten oder sollten. Manchmal müssen wir uns auch mit uns selbst versöhnen. Entscheiden Sie sich für eine Person, einen Vorfall oder einen Anteil in Ihnen und schreiben Sie einen versöhnlichen Brief.

- Was werfen Sie der Person/sich selbst vor?
- Was hat Sie gekränkt?
- Was könnte Sie trösten?

Beachte:

Wenn Sie einen Versöhnungsbrief oder einen Dankesbrief schreiben:

- Denken Sie beim Schreiben nicht daran, ihn auch wirklich abzuschicken. Das würde Sie beim Verfassen des Briefes einschränken.
- Erst wenn Sie den Brief geschrieben haben, entscheiden Sie, ob Sie ihn an die Adressat:in schicken.
- Oft ist das Abschicken nicht mehr nötig.

7 MÖGLICHKEITSRÄUME ENTWERFEN

Um Lösungen zu entdecken, um Hoffnung zu stärken und um unsere Selbstwirksamkeit zu erhöhen, nutzen wir nun verstärkt unsere Fantasie und unsere Kreativität.

> **RITA** ist 35 und nahm an einer meiner psychotherapeutischen Schreibgruppen teil. Als sie 10 war, hat ihr Vater die Familie verlassen und sie mit ihrer taubstummen Mutter alleine zurückgelassen. Rita war fortan die Sprache und das Gehör ihrer Mutter, so beschrieb sie ihr Leben nach dem Auszug des Vaters. Ihr eigenes gab es nicht mehr. Die gute Schülerin, das intelligente junge Mädchen, schloss die Pflichtschule ab, machte eine Ausbildung zur Altenhelferin, arbeitete fortan im Seniorenheim in ihrem Wohnort.
> Mit 35 wohnte sie noch immer bei ihrer Mutter. »Ich kann sie nicht verlassen, sie braucht mich«, lautete ihr Argument, wenn andere sie danach fragten, ob sie nicht in eine eigene Wohnung ziehen möchte. Der Schritt in die Schreibgruppe war für Rita ein riesiger. Nicht nur die Bilder, die sie zu den anderen Teilnehmer:innen im Kopf hatte (»lauter gebildete, weltgewandte Menschen, und ich die Altenpflegerin vom Land«), vergrößerten ihre Angst, sondern auch die Befürchtung, durch das Schreiben könnte ihr ohnehin schwieriges Leben – auf Papier gebannt – noch schlimmer

> erscheinen. Ihre Ängste und ihre Unsicherheit waren spürbar. Meist schwieg sie, wenn die anderen sich in der Gruppe austauschten. In den Pausen zog sie sich zurück. Doch sie kam immer wieder verlässlich zu den Terminen, die Schreibanregungen erledigte sie schnell, sie schrieb nur wenig. Ihre Texte teilte sie nie mit der Gruppe. In einem Vier-Augen-Gespräch fragte ich sie, wie es ihr in der Gruppe und mit dem Schreiben ginge. Sie meinte, sie hadere sehr, sie fürchte sich vor ihrer eigenen Geschichte. Sie niederzuschreiben, führe ihr noch mal vor Augen, wie schwer ihr Leben tatsächlich sei. Nach den Gruppentreffen gehe es ihr oft viel schlechter als vorher.

Ab und zu darf es Schreibenden nach dem Verfassen eines Textes schlechter gehen. Dies gehört zu den unerwünschten Nebenwirkungen von Veränderungsprozessen. Aber wenn es regelmäßig zu Verschlechterungen kommt, läuft etwas falsch.

> »Müssen Sie sich an die Realität halten?«, fragte ich sie. »Niemand sagt, dass Sie nicht etwas erfinden dürfen. Nutzen Sie doch Ihre Fantasie.« Sie müsse nicht bei der »Wahrheit« bleiben, fragte sie, sie dürfe lügen?
> Die Erlaubnis, ihre Fantasie zu gebrauchen, brachte eine entscheidende Veränderung. Sie schrieb leidenschaftlich und teilte ihre Texte ab und an mit den anderen, stets mit dem Einleitungssatz, es sei eine »erlogene Geschichte«. Ihre Texte schlossen nun an ihre Tagträume, die sie reichlich hatte, an, und sie gewährte uns Einblick in eine ganz andere Welt, in die Welt ihrer Sehnsüchte und tiefsten Wünsche. In ihren Texten entfloh sie der Enge der Kleinstadt, schritt durchs Leben ohne große Belastungen und wurde zur neugierigen Forschungsreisenden in ihr unbekannten Ländern.
> Klar, sich unerfüllbare Wünsche und Sehnsüchte vor Augen zu führen, kann schmerzhaft sein, aber für Rita war der spielerische Umgang mit der »Wirklichkeit« ein Glücksgriff. Ab und zu war es möglich, ihre fantastischen Geschichten mit ihrem realen Leben zu verbinden. Die Frage »Was von dem, was Sie erfinden, könnte Eingang in Ihren Alltag finden?« brachte oft die eine oder andere Veränderung. Sie liebte französische Filme, sie wartete nicht mehr – wie bisher – darauf, bis sie im Fernsehen liefen, sondern sie ging nun öfters ins Kino. Sie liebte Farben – in der Volkshochschule der nächsten Stadt belegte sie einen Malkurs. Die vorläufige »Krönung« war ihre nach dem Ende der Schreibgruppe allein unternommene Reise nach Griechenland. In einer Sommerakademie besuchte sie Malkurse, um ihre Technik zu verbessern.

Wenn wir uns mit unseren Problemen konfrontieren, bewegen wir uns in »Wirklichkeitsräumen«. Wir beklagen, besprechen und analysieren das, was ist, oder besser, das, was wir wahrnehmen.

> So erzählte Rita von ihrem »beschränkten« Leben als Betreuerin ihrer Mutter, als Altenpflegerin in der Kleinstadt, als Frau, die auf ein eigenes Leben verzichtete. Sie bedauerte ihre einsame, taubstumme Mutter, sie zürnte ihrem verantwortungslosen Vater, sie sah sich als Opfer der Verhältnisse ohne Wahlmöglichkeiten.

Wenn uns Leid plagt und wir uns nur in dem, was scheinbar ausschließlich existiert, bewegen, reduziert dies unsere Handlungsmöglichkeiten. Von der Wirklichkeit beschränkt, bleibt uns oftmals nichts anderes übrig, als uns den bestehenden Verhältnissen zu fügen. Es gibt kein Vorwärts und kein Zurück, kein Ausweichen, weder nach links noch nach rechts.

Manchmal ist es sinnvoll, dass wir uns über die Realität erheben und in Möglichkeitsräume eintreten. Wir wagen, uns auszudenken, was sein könnte. Das hat mindestens drei mögliche Konsequenzen: Wir entwickeln Hoffnung, wir nähern uns Lösungen an und wir erleben uns in unserer Kreativität als selbstwirksam. Im zweiten Kapitel war bereits davon die Rede, wie Schreiben unsere Kreativität anregt. Wir legen die Schwere versuchsweise ab, werden leichter und kreativer.

Hoffnung wecken

Hoffnung ist ein wesentlicher Faktor, wenn es um Veränderung geht. Wenn wir schreibend Möglichkeitsräume betreten, entwickeln wir Lösungsideen. Vielleicht sind es nicht ganz und gar realistische, mag sein, aber das eine oder andere lässt sich vielleicht in den Wirklichkeitsraum mitnehmen. Hilfreich kann hierbei die Unterscheidung zwischen Sehnsuchtsziel und realistischem Ziel sein (Schmidt 2012). Im Falle Ritas ist das autonome Leben ihr Sehnsuchtsziel, die Griechenlandreise hingegen das realistische Ziel. Nur wer Hoffnung hat, richtet den Blick nach vorne, sucht nach Auswegen, wagt ungewohnte Schritte. Hoffnung gibt uns Kraft und versorgt uns mit der Energie, die uns weitergehen lässt. Aber was ist Hoffnung? Vaclav Havel hat es gut definiert: »Hoffnung ist nicht die Überzeugung, dass etwas gut ausgeht, sondern die Gewissheit, dass etwas Sinn hat – egal, wie es ausgeht.« Dieses Zitat erinnert an Antonovskys »Kohärenzerleben« (siehe Kap. 1), das wesentlich zu unserer psychischen und physischen Gesundheit beiträgt. Wer hätte gedacht, dass Rita tatsächlich den Mut und die Kraft entwickelt, sich in Griechenland einen Malkurs zu gönnen?

Schreibanregung Nr. 19

Fokussieren Sie auf Ihre gewünschte Veränderung oder ein Problem, mit dem Sie sich schon länger herumschlagen. Erlauben Sie sich, eine »Lügengeschichte« zu schreiben. Nutzen Sie Ihre Fantasie, um den Weg zur Lösung zu finden. Er kann unrealistisch sein, es dürfen Fabelwesen und Zauberer vorkommen, es dürfen Wunder geschehen.

- Wie sieht die Lösung aus?
- Was wären realistische Entsprechungen des Fantastischen?
- Was können Sie davon in den Wirklichkeitsraum mitnehmen?

Fantasie nutzen

Schreibend erschaffen wir eine Welt, die vielleicht im Moment des Entwerfens weit weg oder weit hergeholt erscheint. Je vertrauter wir aber mit dieser möglichen Welt werden, desto eher ist zumindest ein Teil davon umsetzbar. Ich erinnere an Peggy Penns klugen Satz »Schreiben hat performative Kraft« (siehe Kap. 2). Immer wieder dürfen wir erleben, wie wir Welten entwerfen, und je detailreicher wir das tun, je konkreter diese Welten vor unserem geistigen Auge werden, desto leichter können wir uns vorstellen, wie sie Wirklichkeit werden.

Wenn wir schreibend Möglichkeitsräume betreten, ist es therapeutisch ratsam, die Texte nicht im Konjunktiv, sondern im Indikativ zu schreiben. Also nicht »Ich würde mich dann mehr um mich selbst kümmern«, sondern »Ich kümmere mich mehr um mich selbst«. Wir verfassen die Texte auch nicht im Futur, also nicht »Ich werde mich dann mehr um mich selbst kümmern«, sondern wir tun so, als würden wir dies bereits tun oder als hätten wir es bereits getan, also »Ich kümmere mich mehr um mich selbst« oder »Ich kümmerte mich mehr um mich selbst«. Wir tun, als wäre es bereits Realität. Es sprachlich so zu formulieren, lässt die Wirklichkeit näher rücken.

Kennen Sie die Wunderfrage? Sie gehört zum therapeutischen Standardrepertoire und ist unter Psychotherapeut:innen sehr beliebt, weil sie Klient:innen vom Problem- ins Lösungsdenken bringen kann. Es gibt viele verschiedene Varianten. Vom Begründer der Hypnotherapie, Milton H. Erickson – Sie kennen ihn aus Kapitel 1 –, ist der Blick in die Kristallkugel bekannt. Ähnlich funktioniert die Wunderfrage. An und für sich ist sie recht simpel: »Stellen Sie sich vor, über Nacht geschieht ein Wunder, und Ihr Problem ist gelöst. Woran erkennen Sie, dass ein Wunder geschehen ist und Ihr Problem gelöst ist?« Weniger simpel ist die Art und Weise, wie diese Frage gestellt wird. So nüchtern und knapp formuliert wie oben, fällt es uns schwer, uns auf das Wunder wirklich einzulassen und uns vorzustellen, dass das Problem gelöst ist. Wir sind fest verankert im Wirklichkeitsraum. Wir brauchen einen Übergang, und den schaffen wir am besten und am leichtesten, wenn wir uns tranceartig der Vorstellung vom problemlösenden Wunder annähern. Deshalb ist es sinnvoll, die Frage auszuschmücken, sie mit Details und Wiederholungen anzureichern:

>> *Ich möchte Ihnen jetzt eine etwas ungewöhnliche und vielleicht auch schwierige Frage stellen … Sie erfordert etwas Fantasie bei der Beantwortung … sie ist sehr hilfreich dabei, Klarheit zu erlangen, wohin es gehen soll … Wenn Sie nach dem Lesen dieses Textes tun, was Sie vorhatten zu tun … gemeinsam zu essen, Freund:innen zu besuchen, Fernsehen, mit Ihren Liebsten zu plaudern oder sich zurückzuziehen, lassen Sie vielleicht die Zeit hier noch mal Revue passieren. Oder Sie ruhen sich aus, Sie entspannen sich … wie auch immer Sie den restlichen Tag und den Abend verbringen … irgendwann sind Sie müde, irgendwann legen Sie sich hin, irgendwann schlafen Sie ein … und angenommen … in dieser Nacht passiert ein Wunder … und durch das Wunder ist … alles, was Sie bisher als Ihr Problem/Ihre Probleme, als Ihr Ziel beschrieben haben, gelöst bzw. erreicht … einfach so … und weil es so schnell geht, ist das ja wirklich ein Wunder!*

… Und dann wachen Sie morgens wieder auf … niemand sagt Ihnen, dass ein Wunder passiert ist … Woran merken Sie, dass es passiert ist? … Was ist anders? … Und was ist noch anders? … Was machen Sie anders? … Welche neuen Ideen, neuen Gedanken tauchen auf? … Wie empfinden Sie anders? … Vielleicht bemerken Sie das Wunder ja auch noch nicht beim Aufwachen – wann ist der Zeitpunkt, an dem Sie es bemerken? Und woran? Und was ist

noch anders? ... Jetzt ist für Sie aber das Wunder geschehen ... Wie reagieren Sie darauf? ... Bemerkt noch jemand das Wunder? ... Wer? ... Woran? ... Wie reagiert er oder sie darauf? ... Wie reagieren Sie darauf? ... Vielleicht anders als zuvor? ... Und was ist noch anders nach dem Wunder? ... Daheim ... bei der Arbeit ... mit Bekannten, mit Freund:innen, mit Verwandten, mit Nachbarn, mit Ihnen? << *(nach de Shazer u. Dolan 2008)*

Insoo Kim Berg und Steve de Shazer sagten über die Antwort auf die Wunderfrage, sie wäre die Generalprobe für die Lösung. Also lohnt es sich, die Antworten auf die Wunderfrage niederzuschreiben. Oft erleben wir, dass es das eine oder andere davon in unserem Leben bereits gibt, dass wir es »nur« noch ausbauen müssen.

Schreibanregung Nr. 20

Lesen Sie die Wunderfrage noch mal aufmerksam durch und lassen Sie lesend Bilder entstehen. Beschreiben Sie den Morgen nach dem Wunder und verwenden Sie das Präsens, nicht das Futur, schreiben Sie im Indikativ, nicht im Konjunktiv. Die Wunderfrage spielt mit Wiederholungen, Sie lesen häufig »Und was noch ...?« Diese Wiederholungen intensivieren das Erleben, sie sollten schreibend nicht außer Acht gelassen werden.

- Schreiben Sie alles nieder, was Ihnen am Morgen nach dem Wunder auffällt, was anders ist, wie Sie sich anders fühlen.
- Geben Sie dem Text einen Titel.
- Was von dem Wunder gibt es bereits in Ansätzen in Ihrem Leben?
- Was könnten Sie ausbauen?
- Was vom Wunder ist umsetzbar?
- Wie könnte ein erster konkreter Schritt aussehen?

Zweite Zwischenbilanz

Ziehen Sie nach dieser intensiven Schreibphase neuerlich eine Zwischenbilanz. Blättern Sie zurück, lesen Sie Ihre Texte noch mal durch. Es macht Sinn, sich Ihre Texte von Zeit zu Zeit wieder zu vergegenwärtigen und sich zu fragen, wie nah Sie dem Wunder bereits sind bzw. was davon bereits Realität geworden ist. Oft ist das Ergebnis erstaunlich – Sie werden sich wundern.

Sie haben einem Anteil von Ihnen, der Ihren Veränderungsprozess boykottierte, ein Kündigungsbrief geschrieben, Ihre unterschiedlichen inneren Stimmen zu Wort kommen lassen und nach einem Kompromiss gesucht, um allen Stimmen gerecht zu werden. Sie haben alte Glaubenssätze eruiert und neue formuliert. Ein weiterer Brief ist entstanden – diesmal war es ein Versöhnungsbrief.

Es fällt leichter, über Schweres zu schreiben, wenn wir zwischen dem Belastenden und uns eine Distanz herstellen. Auf externalisierende und somit distanziertere Weise haben Sie sich dem Teil, der Ihren Veränderungsprozess blockiert, genähert. Sie haben Metaphern gesucht und beschrieben, und Sie haben Möglichkeitsräume betreten, Ihre Fantasie und Ihre Kreativität genutzt, um Lösungen vorwegzunehmen. Schließlich haben Sie ein Wunder imaginiert, und all das, was Sie belastet, beschwert und behindert, ist wie weggeblasen. Und Sie haben den Morgen nach dem Wunder beschrieben:

- Welche Erkenntnisse haben sich durch das Schreiben ergeben oder verfestigt?
- Wie haben sich weitere Einstellungen verändert?
- Zuerst ändern wir Einstellungen, erst dann können wir handeln. Stellen Sie bereits andere Verhaltensweisen fest? Dies muss keine große Veränderung sein, oft sind die entscheidenden Verhaltensänderungen klein, manchmal liegen sie auch darin, dass wir etwas nicht mehr tun, was wir bisher immer getan haben.
- Wie wirkt sich die Erfahrung, dass Sie schreibend und – wer weiß – auch schon im Verhalten etwas verändern konnten, auf Ihre Selbstwirksamkeit aus?

Werfen Sie dann auch noch mal einen Blick auf Ihren anfänglich formulierten Zielsatz:

- Passt er noch oder sollten Sie ihn umformulieren oder ergänzen?

Zu Beginn Ihres Schreibprozesses haben Sie sich einer Veränderungsstufe zugeordnet. Werfen Sie noch mal einen Blick auf die beiden Grafiken (siehe Kap. 3):

- Wie schätzen Sie sich jetzt – nach dieser intensiven Auseinandersetzung mit Ihrem Thema und dem Verfassen Ihrer Texte – ein?

Schreiben Sie die Ergebnisse Ihrer Reflexion nieder.

8 BEDEUTUNG VERLEIHEN

Wenn uns etwas belastet, verengt sich unser Blick. Wir haben unsere eigenen Defizite und die von unseren Liebsten oder für uns wichtigen Personen im Auge. Wir empfinden uns als mangelhaft, weil wir mit Erfahrenem nicht besser, nicht souveräner umgehen können, wir fühlen uns unfähig, passende Lösungen für Probleme zu finden. Unsere Handlungsmöglichkeiten schränken sich ein. Der Idee, die Fähigkeit zur Veränderung liege in uns, sie sei nur verschüttet, können wir nicht wirklich folgen. Wir erleben uns in diesen Situationen hilflos, schwach und inkompetent.

Wir sind eng mit dem verknüpft, was Expert:innen wie Jill Freedman und Gene Combs (2019) als unsere »dominante Geschichte«, unsere Leidensgeschichte bezeichnen. Wir verknüpfen Erfahrungen unseres Misslingens, unserer Unfähigkeit und unserer schmerzhaften Schicksalsschläge zu einer Leidensgeschichte, die uns regredieren lässt und unfähig macht, an stärkende Erfahrungen anzudocken.

Sinnvolle Ergänzung

Hilfreich wäre es in schwierigen Situationen, das zu beherrschen, was Expert:innen »double listening«, also zweifaches Hören, nennen: Aus unseren Erzählungen zweierlei herauszuhören, nämlich unser Leid, aber auch unsere Fähigkeiten. Unsere Leidensgeschichten beinhalten Informationen über Fähigkeiten, die wir bislang nicht wahrgenommen haben: z. B., das Leid auszuhalten, uns nicht völlig und ununterbrochen von ihm dominieren zu lassen, uns um kompetente Hilfe umzusehen – das könnten wir als Kompetenzen definieren.

Zweifelsohne: Auch das Leid will gesehen und thematisiert werden, es braucht Raum und Aufmerksamkeit. Wenn wir aber zu sehr das Leid beachten, verfallen wir in eine Problemtrance, die zum Tunnelblick führt. Wir verlieren den Zugang zu neuen Sichtweisen, zu anderen Bedeutungsangeboten und zu hilfreichen Irritationen. Damit dies nicht passiert, sollten wir beides in unseren Erzählungen wahrnehmen – die problemgesättigten Erzählungen, aber auch die Ausnahmen – und diese Episoden zu alternativen Geschichten verknüpfen.

Um Missverständnissen vorzubeugen: Es geht nicht um das Umschreiben, das Verfälschen unserer Erfahrungen im Sinne von »Wir schreiben uns unsere Leidensgeschichte durch positives Denken schön«. Nein, darum geht es nicht. Es geht vielmehr um sinnvolle, für uns passende Ergänzungen, um wieder in eine kompetente Haltung zurückzufinden und um wieder in den Vollbesitz unserer Kräfte zu gelangen. Um es etwas konkreter zu machen:

> **EVA** könnte ihre Lebensgeschichte auf sehr unterschiedliche Weise erzählen, je nachdem, welche Erfahrungen und Ereignisse sie dabei berücksichtigt. Sie kann sie folgendermaßen erzählen: »Ich bin die Tochter einer emotional labilen Mutter. Als älteste Tochter wurde ich früh zu ihrem Partnerersatz, sie behelligte mich mit ihren Eheproblemen und mit ihrer Unzufriedenheit. Mit zehn Jahren, mit der Geburt meines jüngeren Bruders, ging meine Kindheit zu Ende. Sehr schnell musste ich die Verantwortung für ihn und in weiterer Folge auch für die nächsten zwei Geschwister übernehmen. Dadurch wurde ich um wichtige Kindheitsjahre, um Jahre des Spiels und der Unbeschwertheit, betrogen. Mit zehn in die Rolle einer kleinen Mutter zu schlüpfen, kann nur Überforderung bedeuten. Bis heute leide ich unter meiner verkürzten Kindheit. Ein Ergebnis davon ist die mangelnde Leichtigkeit in meinem Leben

> und die permanente Gefahr, mich selbst mit meinen Vorhaben und Projekten zu überfordern.«

Sie könnte ihre Lebensgeschichte aber auch anders erzählen. Ihre alternative Geschichte setzt bei den gleichen Vorkommnissen an, verknüpft damit aber auch stärkende Erfahrungen, akzentuiert das »Trotz-alledem« und die Kompetenzen, die ihr daraus erwachsen sind.

»Durch die Tatsache, dass ich mich früh um meine jüngeren Geschwister kümmern musste, habe ich keine Angst, Verantwortung zu übernehmen. Ich besitze viel Mut und Lebensenergie, die Fähigkeit, an Vorhaben dranzubleiben, auch wenn es schwierig wird. Die negativen Erfahrungen mit meiner Mutter werden dadurch abgeschwächt, dass ich drei wunderbare Geschwister bekommen habe und eine großartige Tante, die mich in den Sommerferien, die ich bei ihr verbringen durfte, mit ihrer Großherzigkeit und Großzügigkeit Kind sein ließ, wie es meinem damaligen Alter entsprach.«

Das täuscht nicht darüber hinweg, dass in Evas Leben nach wie vor bekannte Muster – wie Überforderung und ab und an der Hang zur Schwere – vorhanden sind.

Varianten unserer Lebensgeschichte

»Die Wahrheit eines Lebens ist immer nur Fantasie,
je nachdem, wie man sie entwirft.«

Violaine Huisman

Es gibt also mehrere Varianten, wie wir unsere Lebensgeschichte erzählen könnten – je nachdem, welche Erfahrungen und Ereignisse wir miteinander verknüpfen. Nicht immer gelingt es uns, unsere alternativen Geschichten wirkmächtig werden zu lassen. Gerade in Zeiten der Schwere neigen wir stärker zur dominanten Geschichte. Aber das Wissen darum, dass diese Geschichte auch noch andere Interpretationen oder Sichtweisen zulässt, macht die Zeiten der Schwere kürzer. Wir geraten dadurch weniger intensiv in die Problemtrance oder wir können uns schneller wieder daraus befreien.

Das Leben ist reichhaltiger und vielfältiger als unsere Erzählungen davon. Wir können nie alles erzählen, notgedrungen selektieren wir. Diese Selektion und die Art, wie wir erzählen, findet klarerweise nicht im luftleeren

Raum statt, sie ist geprägt durch Herkunft und Gesellschaft. Nach David Denborough, einem australischen Psychotherapeuten, sind beispielsweise Erzählungen von Frauen und Nicht-Weißen eher Problemerzählungen als die Erzählungen von weißen Männern (Denborough 2017).

Im Sinne der Selbstwirksamkeit kann es sinnvoll sein, unsere Selektion und unsere Erzählweise zu hinterfragen. Abbildung 6 zeigt die Verknüpfung von Lebensereignissen (Kreise) zur dominanten Geschichte (fette Linie) und zu alternativen Geschichten (dünne Linien).

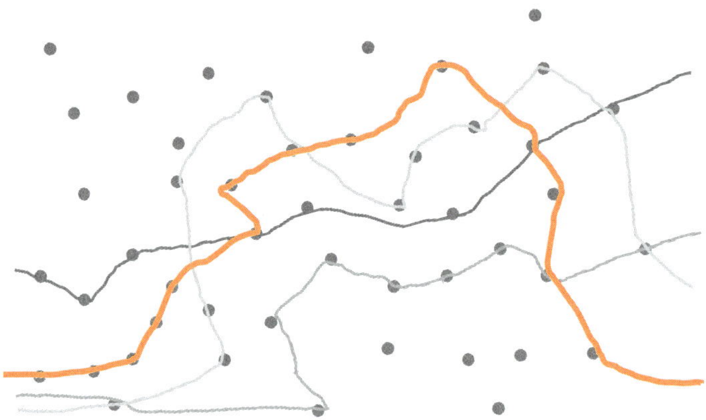

Abb. 6: Dominante und alternative Erzählungen (nach Freedman a. Combs 2019)

Wenn wir an unseren alternativen Geschichten arbeiten, sollten sie nicht zu weit von der Leidensgeschichte entfernt sein. Wenn ich aus einer Leidensgeschichte eine Heldengeschichte mache, wird sie nicht wirklich greifen. Aus einem Opfer wird selten eine Heldin – außer in Filmen –, aber eine kompetente, lebenstüchtige Frau, die trotz widriger Umstände gut ihr Leben meistert und aus Krisen immer wieder auch – nicht nur, aber auch – gestärkt hervortritt.

ANTONS Familiengeschichte begleitet ihn wie ein grauer Schatten. Aufgewachsen in ärmlichen Verhältnissen, in beengtem Wohnraum, der der Mutter, einer Schneiderin, gleichzeitig noch als Arbeitsplatz diente. Die manisch-depressiven Phasen des Vaters waren somit allgegenwärtig. Wenn Anton als Schulkind am Küchentisch seine Hausaufgaben machte, begleiteten ihn die schweren Seufzer des Vaters, der tagelang im Ohrensessel saß und ins Nichts starrte. Wenn der Vater in manischen Phasen mitten in der Nacht seine »Starauftritte« als Wienerlied-Sänger hinlegte und sich kurz

> vor seinem endgültigen Durchbruch empfand, riss er den Sohn aus seinen Träumen. Als erwachsener Mann kennt Anton selbst depressive Phasen. »Die sind geerbt«, meinte er in unserem ersten Gespräch, »die krieg ich nicht mehr los.« Ich war nicht die erste Therapeutin, die der Vater zweier Kinder aufsuchte. Immer wieder versuchte er, sein depressives Erleben erträglicher zu gestalten. Er hat vieles ausprobiert, um seine depressiven Phasen und die Erfahrungen mit dem Vater zu bewältigen: Alkohol, Sport, Körpertherapie, Johanniskraut und Medikamente. Nichts davon hat ihn wirklich befreit. Ich bat Anton um »alternative Erzählungen«: »Was verbinden Sie noch mit Ihrem Vater, außer seine depressiven und manischen Episoden? Wäre es möglich, diesen düsteren Schleier, der über Ihrem Vater liegt, für eine kurze Zeit zu lüften: Welchem Mann würden wir begegnen? Haben Sie außer Ihrer Depression auch was anderes von Ihrem Vater geerbt?«

Mit diesen Fragen bat ich Anton, sich auf die Suche nach Erzählungen zu begeben und eine davon, die ihm wichtig erscheint, zu verschriftlichen.

Ausnahmen würdigen

Problemgesättigte Erzählungen dominieren manchmal unser Leben, manche von uns hören sie von Kindesbeinen an. Sie sind mit ihnen erwachsen geworden. Klarerweise verändern sie sich im Laufe unseres Lebens, manches erfährt eine Ergänzung, anderes fällt weg, oder wir setzen sie in einen anderen Kontext. Gleich bleibt aber meist die Grundstruktur. Diese Erzählungen funktionieren wie Bausätze. Eine Geschichte bietet den »Vorfall«, daraus ergibt sich das nächste Ereignis, und weil dies oder jenes darauf folgte, ergibt sich als logische Konsequenz die nächste Geschichte. Michael White hat diese Problemgeschichten einst mit einem gemauerten Torbogen verglichen: Ein Stein greift in den nächsten, und zusammen bilden sie ein kompaktes, stabiles Bauwerk (zit. nach Grossmann 2000, S. 32). Scheinbar bruchlos und als einzig logische Reihenfolge spulen wir diese Teile unserer Lebensgeschichte ab. Die Zügigkeit des Erzählflusses signalisiert, dass wir diese Variante unserer Biografie nicht zum ersten Mal erzählen. Sie erzählt sich beinahe schon von selbst. Eingenistet in Gehirn und Körper, haben andere Varianten kaum mehr eine Chance, Gehör zu finden. Sie ist konkret, in sich schlüssig, dicht und angereichert mit vielen Details. Werfen wir einen Blick auf Ausnahmen oder auf andere Geschichten als die bisher erzählten, sind es häufig

Ein-Satz-Geschichten, wenn uns überhaupt etwas dazu einfällt. Es sind dann meist kurze, sehr allgemein formulierte, wenig konkrete Erfahrungen. Diese gilt es aber auszubauen, denn der Weg zu alternativen Geschichten führt über Ausnahmen.

Schreibanregung Nr. 21

- Werfen Sie einen Blick auf Ihre dominante Geschichte, also Ihre Lebensgeschichte. Halten Sie stichwortartig die wichtigsten Episoden fest.
- An welchen Punkten wird die Geschichte zur Leidensgeschichte?
- Entscheiden Sie sich für jene Episoden, die Sie am meisten interessieren.

Suchen Sie nach einer Ausnahme von Ihrer herkömmlichen Wahrnehmung.

- Wo und wann war es anders?
- Wo können Sie Ihre bereits bekannte Erzählung mit neuen Erkenntnissen erweitern, die dem bisher Erzählten widersprechen?
- Entscheiden Sie sich für eine Episode bzw. für eine Ausnahme.

Vertiefen Sie sich in die Ausnahme, beschreiben Sie sie möglichst detailliert unter Zuhilfenahme all Ihrer Sinne – je ausführlicher, desto besser.

Fassen Sie die Geschichte in zwei Vierzeilern zusammen.

- Wenn Sie Lust auf eine neue lyrische Vorlage haben, formulieren Sie ein Haiku. Es besteht aus insgesamt drei Zeilen, in der ersten Zeile verwenden Sie fünf Silben, in der zweiten sieben und in der dritten Zeile wieder fünf Silben.

So könnte ein Haiku lauten:

Leuchtende Sterne
die Augen meiner Mutter
wenn sie mit mir sang

Texte, die stärken

Sinn entsteht, indem wir unseren Erfahrungen Bedeutung zuweisen. Bedeutung erhalten sie durch das Erzählen. Schreiben ist eine gute Variante, um neue Geschichten in unser Leben zu bringen und um noch farblose Geschichten anzureichern. Oft entstehen dabei berührende, heilsame Geschichten, die zu wichtigen Ressourcentexten werden, wie die folgende für Anton.

Vater hat wieder mal seine verrückte Zeit. Er spricht laut zu sich, er gestikuliert laut, er kann keine Sekunde ruhig sitzen, läuft, wenn er zu Hause ist, ständig auf und ab. Mama und ich versuchen, ihm aus dem Weg zu gehen, um seinem Redeschwall zu entkommen. Da er merkt, dass wir ihn meiden, ist er viel unterwegs. Er spricht auf der Straße Leute an, er redet im Gasthaus alle nieder. Ich schäme mich für ihn, ich bin wütend auf ihn, aber er tut mir auch leid. Ich kenne ihn eigentlich nicht wirklich, und Mamas Erklärung, Papa sei krank, hilft nicht wirklich. Oder doch? Ich habe jetzt weniger Angst vor dem heftigen Papa, peinlich ist er mir trotzdem. Ich sehne mich so sehr nach dem »normalen« Papa, der nicht wie ein aufgescheuchtes Huhn von einem Eck ins andere rast oder tagelang tief traurig im Ohrensessel hängt, seufzt und ins Leere starrt. Ich sehne mich nach meinem Geschichten erzählenden Papa, der beim Mittagessen erzählt, wie die verarbeiteten Lebensmittel, die auf dem Teller liegen, miteinander plaudern und welche Geschichten sie in meinem Bauch weitererzählen. Oder die Geschichte vom verschluckten Melonenkern. Aus dem Melonenkern wurde eine große, runde Wassermelone, die Papa jetzt im Bauch trägt. Eines Tages, meint er, würde er sie scheibchenweise ausspucken, und wir würden dann alle Nachbarn zu einer Melonenparty einladen. Ich liebe seine Geschichten, nie erzählt er eine Geschichte zweimal. Die Geschichten abends sind mir am liebsten. Wir beide kuscheln uns in mein Bett – Mutti darf nie zuhören. Ich spüre seinen dicken Bauch, der gegen meine Hüften drückt, er liegt ganz nah bei mir, ich spüre seinen Atem, höre seine dunkle und doch so sanfte Stimme. Oft sind es aufregende Geschichten, die mich ganz nervös machen. Manchmal sind es sehr lustige Geschichten, sodass wir gemeinsam im Bett laut lachen. Er kann so komische Geschichten erzählen. Manche sind traurig, die stimmen uns beide nachdenklich. Ich bin immer unglaublich gespannt, wenn die ersten Worte von seinen Lippen purzeln, »Also, es war so …« oder »Du musst dir vorstellen …« Die Zeit bleibt stehen, ich vergesse zu atmen, ich hänge an seinen Lippen, kann kaum das nächste Wort erwarten. Rundherum gibt es nichts mehr – nur ihn und mich und die Geschichte. Eine unglaubliche Intensität und

Exklusivität, diese wunderbar wärmende Nähe. Eines Abends fasse ich all meinen Mut zusammen und unterbreche ihn beim Erzählen: »Papa, woher hast du all diese Geschichten?« Er denkt kurz nach und sagt dann: »Toni, du weißt, es gibt Zeiten, in denen ich zu Hause sitze und ins Nichts starre, und dann gibt es Zeiten, in denen ich dauernd auf Achse bin. In der ersten Phase sammle ich die nachdenklichen Geschichten, in der zweiten die lustigen.« Seither sind Papas Phasen weniger schlimm für mich. Wenn Mama sich wieder mal über Papa beklagt, kann ich sie trösten: »Aber Mama, die Zeiten braucht Papa, damit er neue Geschichten für mich hat.« Heute weiß ich, dass ich das Talent zum Geschichtenerzählen, das meine Kinder so lieben, von ihm geerbt habe.

Als Anton den Text in der nächsten Therapiestunde vorlas, meinte er, der Text habe ihn seinem Vater gegenüber milder gestimmt. Bisher sah er ihn hauptsächlich als Erblasser seiner Depression. Dass er auch was Wunderbares, nämlich seine Fantasie von ihm bekommen hat, hat er erst durch das Schreiben der Geschichte erfahren. Was im Gespräch oft ein mühsamer Prozess ist und mit ratlosem Kopfschütteln einhergeht, entwickelt sich schreibend zu einer neuen Welt.

So wie wir uns in unserer Lebenserzählung oft auf Negatives fokussieren, widmen wir häufig viel Aufmerksamkeit jenen Menschen, die unsere Entwicklung eingeschränkt oder behindert haben. Viel zu selten nehmen wir uns für jene Zeit, die förderlich für unseren Werdegang waren: Großeltern, Tanten oder Onkel, Pat:innen, die uns unterstützten und verteidigten, die ein offenes Ohr für uns hatten, sich Zeit für unsere Bedürfnisse und Wünsche nahmen – Zeit, die unsere Eltern nicht hatten. Manchmal sind es auch Menschen, die nicht unserem nahen Umfeld entstammen, Lehrer:innen oder Nachbar:innen, die in uns Stärken entdeckten, die in der Familie nicht gesehen wurden.

Schreibanregung Nr. 22

Richten Sie den Blick noch mal auf Ihre Familiengeschichte und suchen Sie nach einer für Sie wichtigen Ressourcenperson. Widmen Sie Ihr ein Porträt. Es können auch Haustiere sein oder fiktive Figuren wie Pippi Langstrumpf oder Kiddo, die Superheldin aus Tarantinos »Kill Bill«.

- Was zeichnete diesen Menschen aus?
- Falls es eine reale Person ist: Was sah sie/er in Ihnen, was andere nicht sehen konnten?
- Was hat sie/er Ihnen vermittelt?
- Wie wirkt das heute noch in Ihnen?

Selbstlob stärkt

Die Älteren unter uns sind mit der Redewendung »Selbstlob stinkt« aufgewachsen. Diese Haltung macht es schwer, auf eigene Stärken zu fokussieren. Wenn wir uns selbst defizitär und schwach fühlen, wenn wir uns gar nicht erst vorstellen können, uns jemals wieder sicher und souverän zu fühlen, klingt die Idee, sich auf seine Stärken zu konzentrieren, außerdem wie blanker Hohn.

Vielleicht klingt es in Zeiten der fortwährenden Selbstoptimierung und der Selfie-Manie, in Zeiten, in denen übertriebene Selbstbezüglichkeit und Egoismus alle dazu anhält, sich ständig im besten Licht darzustellen, auch eigenartig, sich selbst zu loben. Es mag sein, dass der Glaube vorherrscht, ohne Selbstmarketing gäbe es keine Chance auf Karriere.

Wenn wir in Krisenzeiten den Zugang zu unseren Stärken verlieren, ist es jedenfalls klug vorzusorgen. Wir verfassen also in guten Zeiten Dokumente unserer Stärken, dann können wir in schwierigen Phasen unseres Lebens darauf zurückgreifen. Schwarz auf weiß stehen unsere Stärken auf Papier, und Geschriebenes hat Gewicht. Das, was geschrieben steht, wiegt in unserer Schriftkultur schwer. Wir können es weniger leicht in Abrede stellen, und die Tatsache, dass Dokumente schwer wiegen, können wir gut nutzen.

Um für künftige Krisen von unseren Stärken zu profitieren, schenken wir unseren Stärken, unseren Fähigkeiten Aufmerksamkeit und geben ihnen somit die Bedeutung, die ihnen zusteht.

Schreibanregung Nr. 23

Legen Sie bitte eine Liste mit Fähigkeiten und Fertigkeiten an, über die Sie verfügen. Besinnen Sie sich dabei nicht nur auf Außergewöhnliches. Wer von uns kann schon Drachenfliegen oder den Atlantischen Ozean schwimmend durchqueren? Darum geht es nicht. Denken Sie viel mehr an die gewöhnlichen Dinge wie Kochen, verstopfte Wasserabflüsse Reinigen, Schwimmen, Radfahren, Lesen, geduldig Zuhören oder Trösten. Nichts ist zu banal, um auf der Liste zu landen.

Nehmen Sie sich Zeit, eine dieser Fähigkeiten, auf die Sie besonders stolz sind, genau zu beschreiben.

- Wie haben Sie sie erlernt?
- Seit wann beherrschen Sie sie?
- Was sagt das über Sie aus?
- Wann haben Sie sie das letzte Mal bewusst als Fähigkeit wahrgenommen?
- Was sind gute Voraussetzungen, um diese Fähigkeit einzusetzen?
- Was ermöglicht Ihnen diese Fähigkeit?

Gutes darf dauern

Wenn wir Intensives erleben, Neues ausprobieren oder uns in etwas vertiefen, empfinden wir die Zeit anders, als wenn wir unserer Routine nachgehen und abends den Eindruck haben, es war doch gerade erst Morgen. Diese Erfahrung können wir beim Schreiben gut nutzen. Wir können ganz bewusst schreibend die Zeit dehnen oder Zeiten, die schwierig waren/sind, raffen. Wenn wir den guten Zeiten mehr Aufmerksamkeit schenken, wenn wir uns in sie vertiefen, sie bis ins kleinste Detail beschreiben, wenn Augenblicke seitenweise dauern, dehnen wir die Zeit über das tatsächliche Erleben hinaus. Die britische Schriftstellerin Virginia Woolf war eine Meisterin der Zeitdehnung. In ihrem Roman *Die Fahrt zum Leuchtturm* (Woolf 1993) beschreibt sie eine Szene, die nur einen kurzen Augenblick währt, über fünf Seiten. Die Protagonistin, Mrs. Ramsay, probiert ihrem Sohn die gestrickten Strümpfe an. Durch ihre Erzählweise verleiht die Autorin dieser Szene eine große Bedeutung und eine unglaubliche Intensität.

Mit der Idee, uns etwas von der Seele zu schreiben, gehen wir oft genau den umgekehrten Weg: Wir widmen uns zeitdehnend dem Elend und beschreiben Krisen, Konflikte und kritische Situationen in unserem Leben derart ausführlich, dass wir Jahre später beim Durchlesen unserer Aufzeichnungen oft den Eindruck haben, wir wären von Katastrophe zu Katastrophe getaumelt. Da wir es nicht nötig finden, auch die guten Momente unseres Lebens aufzuzeichnen, erhalten sie wenig nachhaltige Bedeutung. In guten Momenten fehlt uns oft das Bedürfnis, zum Stift zu greifen, wir müssen nichts loswerden, uns nichts von der Seele schreiben. Allerdings wäre es eine kluge Entscheidung für die eigene Psychohygiene, auch diese Augenblicke zu dokumentieren. Gerade dann, wenn uns das Leben einiges abverlangt, können diese Seiten Trost spenden und den verengten Blick weiten.

Wir sollten schreiben, wie wir fotografieren – zumindest so, wie Hobbyfotograf:innen es tun. Wir halten bemerkenswerte Momente fest, schöne, beeindruckende Landschaften, festliche Szenen. Wir drücken bei glücklichen Augenblicken ab, wir geben ihnen Bedeutung, indem wir sie verewigen. So behalten wir sie in Erinnerung. Deshalb versetzt uns das Durchblättern von Fotoalben meist in eine ganz andere Stimmung als das Lesen alter Tagebücher.

Schreibanregung Nr. 24

Beschreiben Sie einen wunderbaren Moment in Ihrem Leben detailreich.

- Was genau haben Sie erlebt?
- Was haben Sie gesehen, gehört, gerochen, gefühlt, gedacht?
- Welchen Stellenwert hat das Erlebte in Ihrem gegenwärtigen Leben?
- Was sagt das über Sie aus, dass Sie dies erleben durften?
- Was löst das eben Geschriebene in Ihnen beim Lesen aus?

Widmen Sie sich öfter schreibend den guten Momenten Ihres Lebens. Es ist, wie Anaïs Nin es formuliert: Wir durchleben sie ein zweites Mal.

Beachte:

- Ergänzen Sie defizitäre Geschichten durch stärkende Texte.
- Richten Sie den Blick auf die Ausnahmen vom Problem und verleihen Sie ihnen durch das Verschriftlichen Bedeutung.
- Denken Sie an Menschen, die in Ihrem Leben wichtig sind, und schenken Sie ihnen schreibend Aufmerksamkeit.
- Erinnern Sie sich an Ihre Fähigkeiten und halten Sie diese schriftlich fest.
- Beschreiben Sie schöne Momente zeitdehnend.
- Notieren Sie zeitraffend – mit wenigen Details – schwierige Zeiten.
- Schreiben Sie nicht nur in Krisen – lassen Sie auch den guten Momenten des Lebens schreibend Beachtung und somit Bedeutung zuteilwerden.

9 MUSTER DURCHBRECHEN

Eingefahrene Muster machen uns das Leben immer wieder schwer. Wir kennen sie, und doch entkommen wir ihnen nicht. Wie ein hervorragendes, fein abgestimmtes Programm laufen sie mechanisch ab. Wir wissen genau, wie es beginnt, wie es weitergeht, und wir wissen genau, wie es endet. Trotzdem tappen wir unwillkürlich immer wieder hinein. Wir finden die Stopp-Taste nicht. Wenn das scheinbare Programm abgespult ist, sind wir enttäuscht, erschöpft und zerstört. Wie Schablonen lenken diese gewohnten Abläufe unser Fühlen, unser Denken und unser Verhalten. Etwas in uns übernimmt die Regie – etwas, dem wir scheinbar ausgeliefert sind, das stärker ist als wir. Wir sind nicht mehr Herr oder Frau unseres Tuns.

ANNA – wir kennen Sie aus dem sechsten Kapitel – könnte ein Lied davon singen. Seit vielen Jahren plagt sie ihre Bulimie. Mit 14 hatte sie die ersten »Anfälle«, heute mit 30 sind die abendlichen Essattacken und das anschließende Erbrechen ihr Abendprogramm. Therapieerfahren, wie sie ist, kennt sie den Teufelskreis aus grenzenlosem Arbeiten, Erschöpfung, Missachten ihrer Bedürfnisse, Essen und Brechen. Nach ihrem Kunstgeschichtsstudium war sie zwei Jahre arbeitslos. »Die schlimmste

Zeit meines Lebens«, meint Anna. Dann zog sie das große Los. Nach einem mehrmonatigen unbezahlten Praktikum erhielt sie eine Anstellung als Kuratorin in einem kleinen Landesmuseum – ein heiß begehrter Traumjob, viele ehemalige Studienkolleg:innen beneiden sie um diese Anstellung. Anna liebt ihre Arbeit, sie kann ihre Kreativität wunderbar entfalten und arbeitet meist recht selbstbestimmt. Das ist die helle Seite der Medaille, es gibt leider auch eine dunkle. Sie erlebt sich sehr unter Druck. Ihre eigenen Ansprüche, die ökonomisch schwierige Zeit im Museum, der Kampf um die Besucherzahlen: All dies führt dazu, dass sie seit Jahren viel zu viel arbeitet und wenig, viel zu wenig, auf ihre Wünsche und Sehnsüchte achtet. Sie ist es gewohnt, viel zu arbeiten. In ihrer Herkunftsfamilie ist »stets tätig sein« ein hoher Wert. Anna pflegt ihre sozialen Kontakte kaum noch, Zeit und Energie für eine Liebesbeziehung bringt sie auch nicht mehr auf. Ihre körperlichen Bedürfnisse wie Bewegung oder Ruhe stellte sie in den letzten Jahren hintan. Jetzt melden sie sich immer wieder als Rückenschmerzen oder Migräne. Sie weiß: »Eigentlich kann ich so nicht weitermachen …« Eigentlich – aber tagtäglich macht sie genau so weiter. Ihre Vorgesetzte hat ihren »Arbeitseifer« erkannt und nutzt ihn bereitwillig. Ein »Nein« kommt Anna nicht über die Lippen, zu sehr sitzt ihr die schwierige Zeit ihrer Arbeitslosigkeit in den Knochen, zu ausgeprägt ist ihr Arbeitsethos, das eine Ablehnung von Arbeitsaufträgen trotz Überlastung nicht vorsieht. »Das Fressen und das Kotzen sind meine einzige Ablenkung, vielleicht auch die einzige Entspannung – auch wenn es mich eigentlich mehr erschöpft als entspannt«, meinte Anna in unserem ersten Gespräch.

Eingefahrene Programme beenden

In den nachfolgenden Stunden widmeten wir uns ihrem eingefahrenen Programm. Aus welchen Bestandteilen ist ihr Arbeitsethos zusammengesetzt? Wie war es möglich, dass ihre eigenen Sehnsüchte in ihrem Leben keine Rolle mehr spielen? Welche Glaubenssätze spielen bei der Verleugnung der eigenen Bedürfnisse eine Rolle? Wäre es anders: Welche Wünsche und Bedürfnisse würden sich melden? Wie würde ihr Alltag aussehen, dürften Wünsche und eigene Interessen mitspielen? Gibt es die eine oder andere, vielleicht auch nur klitzekleine Ausnahme, in der ihr Leistungsbegriff nicht gilt? Wie würde sich dies auf die Bulimie auswirken? Wozu ist die Bulimie gut? Was müsste sie tun, um die Bulimie zu verstärken? Wir sprachen über Denk- und Verhaltensmuster, über Teufelskreise und darüber, an welchen Stellen dieser Selbstverleugnungsspirale sie noch Chancen hätte auszusteigen. Viele Trial-and-error-Runden waren notwendig, bis Anna zur Chefin nicht mehr sofort bedingungslos »Ja« sagte, sondern: »Geben Sie mir bitte einen Tag Zeit, damit ich überprüfen kann, ob ich das bei meinem derzeitigen Arbeitspensum noch unterkriegen kann.« Ihre Vorgesetzte akzeptierte das widerspruchslos. Ein nächster wichtiger Schritt war die Verlängerung der Mittagspause. Eine halbe Stunde Zeit sollte sie sich für ihren Salat nehmen, und sie sollte ihn in der Küche im Kreise ihrer Arbeitskolleg:innen essen. Für Außenstehende klingt dies vielleicht nach Kinkerlitzchen, für Anna waren diese Veränderungen Meilensteine. In ihren bulimischen Attacken akkumulierten sich all ihre ungelebten Neigungen: Sie konnte maßlos sein, undiszipliniert, besinnungslos, gierig, süchtig, bedürftig und schwach. Wir wussten: Sollte sich ihr bulimisches Verhalten verändern, würde sie ihre Bedürfnisse besser verteilen müssen. Sie begann, Tango Argentino zu tanzen – einmal in der Woche. Nach der Tanzstunde ging sie heim, um zu essen und zu brechen, aber die Attacken waren an diesen Abenden zumindest etwas weniger massiv. Nach einem halben Jahr therapeutischer Gespräche schlug ich Anna eine erste Schreibintervention vor: »Kleben Sie sich bitte ein Post-it mit dem Wort ›Wozu?‹ auf Ihre Kühlschranktür. Legen Sie Block und Stift auf den Kühlschrank und greifen Sie das nächste Mal statt in den Kühlschrank zum Stift und schreiben nieder, wozu das Essen und das Brechen gut ist. Schreiben Sie alles auf, was Ihnen durch den Kopf geht. Schreiben Sie ungefähr 10 Minuten. Lesen Sie dann Ihren Text noch einmal und fassen Sie die wichtigsten Erkenntnisse daraus in einem ›Sevenaar‹, also einem Siebenzeiler, zusammen. Falls es danach noch nötig ist, können Sie immer noch den Kühlschrank öffnen.«

Der Siebenzeiler ist neben dem Vierzeiler (siehe Kap. 4), dem Akrostichon (Kap. 1), dem Elfchen (Kap. 4), dem Haiku (Kap. 8), dem Pyramiden- (Kap. 6) und dem Schneeballgedicht[4] eine weitere Variante, wie wir nach dem automatischen Schreiben unsere Aussage noch mal verdichten können. Diese lyrische Kurzform ist im Aufbau etwas anspruchsvoller als die bisherigen Varianten:

4 Sowohl das Pyramiden- als auch das Schneeballgedicht fallen unter die Kategorie »visuelle Poesie«. Das Schneeballgedicht hat die Form eines Schneeballs. Die Zeilen verlängern und verkürzen sich, sodass am Ende eine runde Form entsteht. Das Gedicht beginnt und endet mit einem Wort pro Zeile.

Sevenaar
1. Zeile: ein Platz/Ort
2. Zeile: ein Ich-Satz mit einer Tätigkeit
3. Zeile: ein Vergleich
4. Zeile: ein Detail aus einer der vorhergehenden Zeilen
5. Zeile: eine Erweiterung
6. Zeile: ähnlich wie Zeile 2
7. Zeile: ähnlich wie Zeile 3

Annas Sevenaar lautete:

Vor der Kühlschranktür
Stehe ich und schreibe
Statt, wie immer
Abends um diese Zeit
Zu fressen und zu brechen.
Nein, heute stehe ich hier und schreibe
Es ist nicht mehr so wie immer!

Die etwas komplexere Gedichtform ist angeraten, weil sich dadurch die Zeit zwischen dem Reiz und der Reaktion verlängert, also jener Zeit, in der wir normalerweise in unser Muster zurückfallen. Das Nachdenken und das Gestalten lenken noch eine Zeit lang günstig ab.

Erkenntnisse erschreiben

Wie die meisten Methoden ist das Schreiben auch kein Wundermittel, kein Patentrezept und es besitzt auch keine Zauberkraft. Nicht immer konnte Anna ihre Ess-Brech-Attacken durch das Schreiben verhindern, aber ab und zu gelang es, und – das war für sie noch viel wichtiger – schreibend kam sie oft zu wichtigen Selbsterkenntnissen.

Verdammt, ich habe es heute schon wieder nicht geschafft, zu meiner Chefin »Nein« zu sagen. Wie ein braver Lemming habe ich stumm mit dem Kopf genickt, sie hat die Unterlagen auf meinen Stapel mit Unerledigtem gelegt und noch – süß lächelnd – gemeint, dass ich ja noch einiges vorhätte. Dann ging sie in den Feierabend, ich saß bis 21 Uhr im Büro. Nun bin ich völlig erschöpft, ausgelaugt, wütend und unendlich enttäuscht von mir. Was bin ich doch für ein Schwächling! So fest habe ich mir vorgenommen, beim nächsten Arbeitsauftrag entschieden und laut »Nein« zu sagen. Wie inkonsequent, schwach, profillos bin ich doch. Ich hasse mich. Jetzt werde ich wieder all meinen Selbsthass in mich reinfressen, bis mein Magen zu platzen droht. Dann werde ich wieder kotzen, bis mir der Gallensaft meine Speiseröhre verätzt. Das ist doch krank, so viel Selbsthass ist doch krank. Ein bisschen weniger davon und ein bisschen netter sein zu mir, das wäre keine schlechte Idee, nur ein klein bisschen netter sein zu mir, nur ein klein bisschen. Ich könnte mir mein heutiges Versagen auch verzeihen, statt mich zu beschimpfen. Ich könnte mir doch auch wie eine gute Mutter zureden: »Naja, heute ist es nicht gelungen, aber vielleicht das nächste Mal oder das übernächste Mal.« Es gibt doch das Sprichwort »Einmal ist keinmal«. Na also. Einmal ist keinmal. Wäre ich nur etwas netter zu mir, weniger hart, weniger verbissen, einfach nur netter. Die Mittagspause gestalte ich schon etwas netter, und das tut mir wirklich gut. Ich habe dadurch nicht nur mehr Kontakte im Haus, ich gehe auch entspannter in den Nachmittag. Ich werde etwas netter zu mir sein und misslungene Versuche nicht als Versagen, sondern einfach als Versuch, der nicht gelungen ist, verbuchen. Schon der nächste könnte gelingen, und falls der auch nicht gelingt, vielleicht der übernächste.

Daraus entstand folgender Sevenaar:

Selbstliebe

In mir

Ruhe ich

Wie eine Katze auf der Fensterbank

Strecke mich aus

Selbstliebe durchströmt meinen Körper

Ruhe ich

Wie eine Katze auf der Fensterbank

Ihr Vorhaben, der Selbstliebe den Vorzug zu geben, hat gegriffen. Anna ist zwar bis heute noch nicht symptomfrei, aber die Ess-Brech-Attacken wurden von der Regel zur Ausnahme. Sie braucht sie noch als Erinnerung, wenn sie wieder mal zu wenig »nett zu sich« ist.

Schreibanregung Nr. 25

Überlegen Sie, welche Muster Sie Ihr Denken und Handeln betreffend kennen. Welches Muster irritiert oder behindert Sie zurzeit am meisten? Vielleicht gibt es auch ein Muster, das im Zusammenhang mit Ihrem Veränderungsvorhaben steht. Machen Sie sich diesen Automatismus bewusst.

- Wie läuft Ihr Muster ab? Eruieren Sie die einzelnen Schritte.
- Wo könnten Sie noch am ehesten unterbrechen?
- Was könnten Sie stattdessen tun?

Versuchen Sie das nächste Mal, wenn das Muster wieder zuschlägt, zum Stift zu greifen und zu schreiben. Schreiben Sie automatisch, also 10 Minuten ohne Unterbrechung und ohne zu zensieren.

Lesen Sie dann bitte den Text noch mal und fassen Sie die wichtigsten Aussagen in einem Sevenaar zusammen. Geben Sie dem Sevenaar einen Titel.

Und gönnen Sie sich wieder mal eine Pause!

Mit einem Muster ganz anderer Art schlägt sich **ANTONIA** herum. Sie ist Mutter zweier Söhne. Mit Jonas, dem 23-Jährigen, versteht sie sich recht gut, mit Florian (21) hat sie, seit er 17 ist, massive Konflikte. Vor sieben Jahren ließ sie sich vom Kindsvater, einem gewaltbereiten, cholerischen Mann, scheiden. Die Ehe war von Anfang an äußerst schwierig. Gewaltandrohungen standen auf der Tagesordnung, bei sehr heftigen Auseinandersetzungen – zwei- bis dreimal im Jahr – schlug er zu. Es traf vor allem Antonia, aber auch die beiden Söhne blieben nicht verschont. Noch völlig erschöpft von der über die Maßen anstrengenden Trennung begannen bald nach der Scheidung die Probleme mit Florian. Er wechselte mehrmals das Gymnasium und ging am Ende ohne Abschluss ab. In verschiedenen Jobs hielt er es nie länger als ein paar Wochen aus, dann hing er wieder zu Hause herum. Er lud Freunde ein, kiffte, trank, beschimpfte die Mutter, beschimpfte den älteren Bruder. Antonia ließ Florian lange gewähren. Das schlechte Gewissen, den Söhnen den Vater genommen zu haben, ließ sie nachsichtiger werden, als es für alle Beteiligten gut war. Wenn es Antonia dann doch einmal zu viel wurde und sie Florian zur Rede stellte, schoss er mit heftigen Vorwürfen zurück, beschimpfte sie als schlechte Mutter, maßlose Egoistin und als gefühlskalte Person. Kein Wunder, dass sein Vater die Hand gegen sie erhoben habe. Wenn sie sich verteidigte oder ihn in die Schranken wies, wurde er ausfällig, laut und bedrohte sie. Es endete stets mit einem Weinkrampf von ihr, woraufhin Florian als scheinbarer Sieger den Raum türschlagend verließ. Diese Eskalationen würden stets nach demselben Muster ablaufen, sie könne bereits die einzelnen Schritte vorhersagen, meinte Antonia. Seit Jahren komme es immer wieder zu diesen Eskalationen. Jetzt sei sie am Ende ihrer Kräfte, sie stehe kurz vor dem Zusammenbruch.

In Einzelteile zerlegen

Wir haben uns in einem unserer ersten Gespräche mit diesem Muster eingehend beschäftigt. Wir haben es in seine Einzelteile zerlegt und diese mit Moderationskarten auf dem Boden visualisiert. Die Abbildung 7 stellt den Teufelskreis, in dem Antonia und ihr Sohn Florian stecken, in seinen Einzelheiten dar.

Wo ist der erstmögliche Ausstieg aus dem Muster, wo der letztmögliche? Welche Ausstiegsszenarien fallen uns ein? Weiter im Gespräch mit Florian zu bleiben, bringt nicht viel, da sie einander gar nicht mehr zuhören, sondern sich mit gegenseitigen Vorwürfen zu übertrumpfen versuchen. Mehr von dem zu tun, was sie bisher gemacht haben, bringt nichts. Wenn etwas nicht funktioniert, ist es sinnvoll, etwas anderes zu tun (Dolan u. de Shazer 2008). In einer derart überhitzten Situation bringen Argumente nichts. Der israelische Familientherapeut Haim Omer hat dazu den passenden Spruch geprägt: »Das Eisen schmieden, wenn es kalt ist« (Omer u. von Schlippe 2004, S. 61). Was für die Schmiedekunst ungeeignet ist, empfiehlt sich für eskalierende Konflikte.

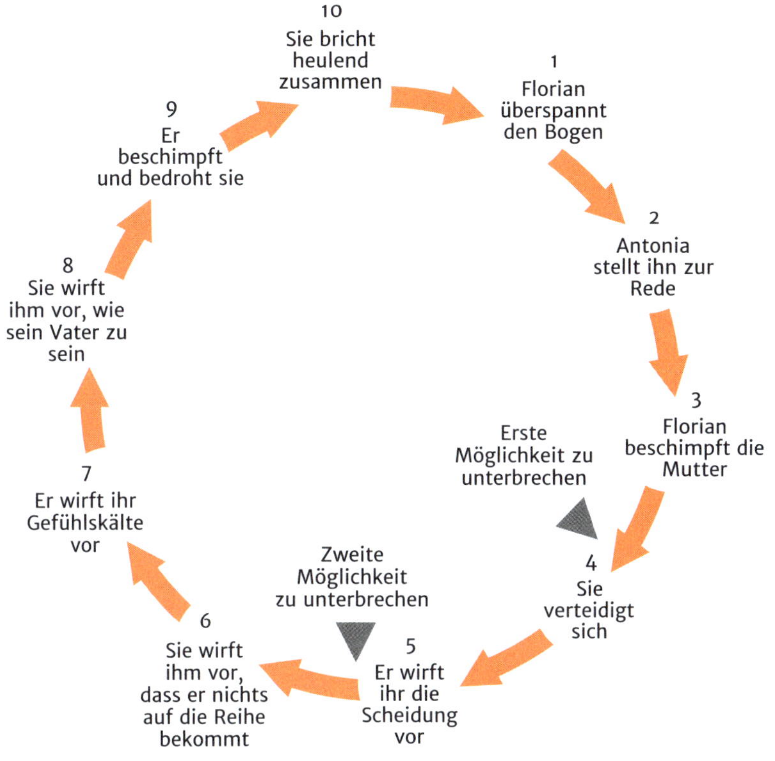

Abb. 7: Eskalationskreislauf Antonia – Sohn Florian

ANTONIA wollte den Kontakt zu ihrem Sohn trotz der verletzenden Szenen nicht abbrechen. Sie wollte sich seinen Vorwürfen stellen, sie wollte ihm ihre Lage erklären, sich rechtfertigen. Sie wollte sich aber nicht diese Beschimpfungen anhören müssen, diese ewiggleichen, kränkenden Vorwürfe. Dieses Muster müsse sie aber durchbrechen, gerne würde sie was anderes ausprobieren. Wir vereinbarten für die nächste Eskalation folgende Vorgehensweise: Sie solle bei der erstmöglichen Gelegenheit, also bei den ersten Schimpftiraden ihres Sohnes, statt sich zu verteidigen, Florian laut und deutlich unterbrechen und ihn darauf aufmerksam machen, dass sie den Raum verlassen werde. Sie werde sich zurückziehen und über seine Vorwürfe nachdenken. Er würde in den nächsten Tagen einen Brief von ihr bekommen, in dem sie sich Änderungsvorschläge für ihren Umgang miteinander überlege. Ich schlug Antonia vor, nicht seine Reaktion abzuwarten, sondern sofort den Raum zu verlassen. Wenn der Ausstieg zum erstmöglichen

Zeitpunkt nicht gelingt, gibt es noch den letztmöglichen Zeitpunkt. Wichtig sei, dass sie ihre Vorgehensweise eindeutig, entschieden und vor allem ruhig erkläre. Sie solle sich auf keine Verhandlungen, auf keine Argumentation, auf keine Diskussion mit ihm einlassen, sondern sich, nachdem sie ihn über ihr Vorhaben informiert habe, umdrehen und den Raum verlassen. Er werde das nie zulassen, er werde ihr ins Zimmer folgen und sie weiter beschimpfen. Die Chance, dass sich die Situation ändere, schätzte sie mit 0,5 Prozent sehr niedrig ein. Ich fragte nach ihren Kräften, die sie bei ihrer Scheidung mobilisiert hatte. Das Wissen, dass sie ernstlich körperlich verletzt werden könnte, wenn sie sich nicht trenne, habe sie das alles durchstehen lassen – der pure Überlebensinstinkt. Dann solle sie diese Kraft in ihr noch mal bemühen. Ungläubig zog Antonia von dannen. 14 Tage später kam sie zum nächsten Termin mit folgendem Brief:

Lieber Florian,

ich versuche es einmal anders. Unsere fruchtlosen Auseinandersetzungen zermürben uns beide. Sie sind sinnlos, wir werfen uns Dinge an den Kopf, hören uns nicht richtig zu. Wir verletzen uns immer wieder massiv. Diese Konflikte fördern die dunkelsten Seiten von uns beiden zu Tage. Es tut mir aufrichtig leid, dass ich als deine Mutter bisher nicht fähig war, anders, besser, erwachsener auf unsere Eskalationen zu reagieren.

Nach diesen Auseinandersetzungen würde ich am liebsten im Boden versinken, ich schäme mich so, dass ich wieder ausfällig wurde, dass ich mich wieder nicht zurückhalten konnte, dass ich zurückschlagen musste.

Lieber Florian, du wirfst mir immer wieder vor, dich nicht zu lieben, dich nicht zu schätzen. Jonas würde ich verhätscheln, dich würde ich immer nur kritisieren. Nichts könntest du je richtig machen. Ich würde dir nie vertrauen, immer wieder würde ich dich mit deinem Vater verwechseln. In manchem magst du recht haben. Es stimmt tatsächlich, dass du mich mit deinem Verhalten an deinen Vater erinnerst. Ähnlich wie die Auseinandersetzungen zwischen deinem Vater und mir waren, sind auch unsere Konflikte. Dass ich da zu wenig differenziere, tut mir aufrichtig leid. Ich werde mich in Zukunft mehr bemühen. In manchen Einschätzungen liegst du falsch, z.B. in deiner Vermutung, dass ich dich nicht liebe. Das Gegenteil ist der Fall – auch wenn ich es dir oft nicht vermitteln kann. Du bist in eine gute Zeit hineingeboren – es war wohl die glücklichste in meiner Ehe mit deinem Vater. Wir freuten uns sehr auf dich, du machtest unser Glück vollkommen. Dass sich die Beziehung zwischen deinem Vater und mir so fatal veränderte, dass du von diesen heftigen Konflikten mehr mitbekamst, als mir lieb war, dass ich dich davor nicht besser schützen konnte, das ist ein Versagen, das ich immer wieder sehr bedauere.

Ich liebe dich und ich habe Angst um dich, ich sorge mich um dich. Meine Versuche, dir den Weg ins Leben zu erleichtern, waren oft nicht klug. Durch meine Angst übte ich wohl oft viel zu viel Druck auf dich aus. Auch das tut mir aufrichtig leid und ich werde mich in Zukunft bemühen, weniger fordernd dir gegenüber aufzutreten.

Obwohl ich weiß, dass unsere Auseinandersetzungen nichts bringen, wähle ich immer wieder die falschen Wege und die falschen Worte. Lass es uns in Zukunft besser machen. Wir müssen raus aus dieser Spirale von Vorwürfen, Beleidigungen und Gewaltandrohungen. Florian, bitte hilf mir dabei, ich werde es alleine nicht schaffen. Der Brief an dich ist ein erster Versuch, aus diesem gewaltsamen Teufelskreis auszusteigen. Vielleicht ist dies ein Weg, damit wir uns künftig anders, erwachsener, produktiver und vor allem wertschätzend begegnen können. Ich würde es mir so sehr wünschen.

Deine Mutti

Klarerweise war mit diesem einen Brief noch nichts gelöst, aber es war ein erster Schritt in eine für beide bessere Richtung. Nicht immer, aber immer öfter konnten sie ihre destruktiven Muster durchbrechen und sich auf konstruktivere Weise miteinander auseinandersetzen. Ganz zu verhindern waren die Eskalationen nicht, doch sie erfuhren durch die schriftliche Korrespondenz einen wertschätzenden Ausgleich. In Briefform konnten sich Florian und Antonia besser »zuhören«, sie konnten sich besser verständigen, mehr aufeinander eingehen. Schriftlich war es möglich, Worte bewusster zu wählen, Sätze weniger vorwurfsvoll zu formulieren, neben Negativem auch Wertschätzendes zu vermitteln. Schriftlich konnten sie länger überlegen und Wesentliches von Unwesentlichem trennen.

Es müssen nicht bulimische Anfälle sein oder Eskalationen mit unseren Liebsten, um sich unliebsamer Muster anzunehmen. Wir alle kennen sie und würden sie gerne ablegen. Versuchen Sie es schreibend.

Schreibanregung Nr. 26

Beschreiben Sie Ihr Muster und den (vielleicht noch fiktiven) Weg raus aus dem Muster in fünf Strophen.

- Die erste Strophe – bestehend aus sechs Zeilen – ist Ihrem Muster gewidmet: Wie sieht es aus? Was machen Sie? Wie läuft es ab?
- Die zweite Strophe (sieben Zeilen) und die dritte (acht Zeilen) formulieren kleine Veränderungen, um dem Muster zu entkommen.
- In der vierten Strophe (drei Zeilen) ist das Ziel erreicht, Sie konnten das Muster ablegen.
- Der Abschlusssatz formuliert die Quintessenz Ihrer Entwicklung.

Beachte:

- Um Muster und Automatismen zu durchbrechen, kann automatisches Schreiben und anschließendes Verdichten, z. B. zu einem Sevenaar, helfen.
- Wenn bei Ihren Mustern andere beteiligt sind, durchbrechen Sie den unproduktiven Kreislauf zum vorher festgelegten Zeitpunkt und schreiben Sie der »Konfliktpartei« einen Brief. Sie können sich auch selbst einen Brief schreiben, wenn Sie nicht mit anderen, sondern mit sich kämpfen.

10 EINSICHTEN VERANKERN

»Schreiben ist wie leben. Ich schreibe, ich lebe, es ist ein Synonym.«

Hélène Cixous

Wenn wir Wichtiges über uns erfahren oder Entscheidendes erkennen, ist es sinnvoll, es festzuhalten. Immer wieder passiert es, dass wir für uns aufschlussreiche Einsichten aus den Augen verlieren. Deshalb ist es gut, sie unvergesslich zu machen. Schreiben ist dafür eine gute Methode – dies mit zweierlei Intentionen: Zum einen prägen wir uns durch den Prozess des Formulierens, des Suchens nach passenden Worten, nach stimmigen Formulierungen das Erkannte besser ein. Es wirkt nachhaltiger. Zum anderen wird das neue Wissen durch die Schriftlichkeit sichtbar und dauerhaft. Gesprochene Worte und Gedanken verflüchtigen sich. Das, was in einem Buch geschrieben steht, was in einem Dokument abgespeichert ist, können wir jederzeit wieder nachlesen.

Es passiert nicht selten, dass Klient:innen, wenn sie die Antworten auf die Wunderfrage – also die »Generalprobe für die Lösung«– in einem Text festhalten, beim Wiederlesen des Textes erstaunt sind, was sie bereits in einem der ersten Gespräche erkannt haben. Solche Schriftstücke begleiten den Veränderungsprozess, immer wieder erfolgt ein Abgleich mit der Wirklichkeit: »Wie nahe sind Sie dem Wunder bereits?« Das Wunder ist allerdings schon lange kein Wunder mehr, sondern ein günstig verlaufender Veränderungsprozess.

Urkunden, Zertifikate oder Zeugnisse sind in unserem Kulturkreis wichtige Dokumente. Mit ihnen werden Zugehörigkeit und Verdienste bestätigt. So wie der Pass die Staatsbürgerschaft eines Menschen bezeugt, bestätigt der Taufschein die Aufnahme in eine Religionsgemeinschaft. Diese Art von Schriftstücken spielt nicht nur im öffentlichen Leben eine bedeutsame Rolle. In abgewandelter Form können wir sie auch gut für Veränderungsprozesse nutzen. Sie sind bestens geeignet, Erreichtes und Gelungenes zu dokumentieren, wichtige Erkenntnisse zu zertifizieren und Aha-Erlebnisse zu beurkunden. Sie sind schnell geschrieben und erfahren eine zusätzliche Intensivierung durch die Möglichkeit, sie mit besonderen Schriftarten und Ornamenten zu gestalten. Wir können ein besonders wertvolles Papier dafür wählen und es mit bunten Stiften oder mit der Feder in königsblauer Tinte beschriften. Wesentlich ist die Aufmerksamkeit für den Prozess, die Sorgfalt und Liebe zum Detail.

Sorgfältig gestalten

Als **ANTON** begann, seine dominante Lebensgeschichte um andere Erfahrungen als jene des manisch-depressiven Vaters, der hart arbeitenden Mutter und seiner einsamen Kindheit zu ergänzen, meinte er in einem unserer letzten Gespräche, eine der wichtigsten Erfahrungen im therapeutischen Prozess war, dass er nun Wahlmöglichkeiten habe. Er könne entscheiden, ob er sich weiterhin von den traurigen, beschwerenden Erzählungen belasten lasse oder ob er seine Aufmerksamkeit auf das lenke, was außerdem noch Teil seiner Geschichte sei. Wendet er sich diesen Erfahrungen zu, wird sein Leben leichter und beschwingter. Ich schlug Anton daraufhin Folgendes vor: »Sie haben sich im Laufe unserer Gespräche die Fähigkeit erworben, Ihren Blick heilsamen Aspekten Ihres Lebens zuzuwenden. Sie leisten einen entscheidenden Beitrag zu Ihrer psychischen Gesundheit. Hätten Sie einen Selbstheilungskurs belegt und müssten Sie zum Abschluss des Kurses eine Prüfung ablegen, hätten Sie sie bestanden. Ihre Lehrgangsleiter:in würde Ihnen in einem feierlichen Rahmen ein Zertifikat überreichen, das Ihre Fähigkeit nachweist. Nun haben Sie sich aber selbst geheilt, das hat – wie alles im Leben – zwei Seiten: eine gute und eine weniger gute. Die gute ist, dass Sie diese Erfahrung für viele Bereiche in Ihrem Leben nutzen können. Die weniger gute ist, dass Sie sich Ihr Abschlusszertifikat selbst gestalten müssen. Überlegen Sie doch bitte bis zu unserem nächsten Gespräch, was dieses Dokument beinhaltet, und nehmen Sie sich Zeit, es sorgfältig zu gestalten.« Anton kam 14 Tage später mit einer kostbaren Dokumentenrolle, aus der er ein liebevoll gestaltetes Zertifikat zog – handgeschrieben auf handgeschöpftem Papier. Er entrollte das Schriftstück – die Langsamkeit und das Schweigen verliehen dem Augenblick etwas höchst Feierliches. Dann las er mit lauter Stimme und sichtbarem Stolz vor:

Hiermit verleihen wir Anton K. dieses Zertifikat für die erfolgreiche Erreichung unseres höchsten und schwierigsten Ausbildungsziels. Er ist Meister im Fokussieren auf heilsame Lebensgeschichten. Er beherrscht nun eine der wesentlichen Fähigkeiten gesunder Lebensführung. Wir bestätigen mit diesem Dokument die Erreichung hoher Lebenskunst und wir wünschen ihm, dass er diese Kunst bis ans Ende seines Lebens ausüben kann.

Februar 2021 Unterzeichnet: KhL (Komitee für hohe Lebenskunst)

Schreiben bietet uns eine gute Möglichkeit, Erfahrungen zu verankern. Arbeiten wir mit verschiedenen Medien wie mit Stift, Farben oder formbarer Masse, können wir diese Wirkung noch verstärken. Wir können für die beschriebene Erfahrung ein Symbol suchen, eine Zeichnung, ein Logo anfertigen. Wir können ein dreidimensionales Objekt dafür gestalten oder ein passendes Bild suchen. Ein Musikstück oder auch nur ein Ton kann diesem Zwecke dienen. Ein Symbol, ein Bild, ein Ton ist assoziativ mit dem, was wir verankern wollen, verbunden und schnell abrufbar.

Schreibanregung Nr. 27

Sie haben im Laufe der Arbeit mit diesem Buch Erkenntnisse erlangt, die es zu beurkunden gilt. Gestalten Sie eine Urkunde, ein Zertifikat oder ein Zeugnis. Überlegen Sie sich bitte genau, welches Papier Sie dafür verwenden, wählen Sie Schrift und Text ganz bewusst. Vielleicht wollen Sie das Dokument noch mit Ornamenten oder einem Logo, einem Symbol anreichern. Verfassen Sie die Urkunde, das Zertifikat in der 3. Person Singular. Vergessen Sie Ihren Namen auf der Urkunde nicht.

- Worauf sind Sie in Ihrem Leben stolz? Vielleicht auf die bereits vollzogene Veränderung, vielleicht auf die vielen kleinen Schritte, die dazu nötig waren?
- Was ist Ihnen bisher gut gelungen?
- Was haben Sie dazu beigetragen?
- Welche Ihrer Fähigkeiten oder Kenntnisse haben Ihnen dabei geholfen?
- Wie haben Sie diese Fähigkeiten oder Fertigkeiten erworben?

Wenn es für Sie passt: Suchen Sie dafür einen passenden Ton oder ein stimmiges Musikstück, einen Song, ein Bild oder eine Figur.

Schriftstücke wie jenes von Anton, aber auch andere wie die schriftlich festgehaltenen Antworten auf die Wunderfrage (siehe Kap. 7), sind nicht nur wichtige Dokumente. Sie sind auch wichtige Zeugen, auf Dauer sicht- und nachlesbar. Oft sind Texte die einzigen Zeugen – dann, wenn ein lautes Aussprechen zu schambesetzt (siehe Kap. 5) oder das Ereignis zu ungeheuerlich ist, um ausgesprochen zu werden.

Texte sind aber auch Zeugen von Veränderung, Produkte eines erlangten Erkenntnisstandes. Sie müssen nicht immer von den Betroffenen selbst stammen. Häufig ist es so, dass Außenstehende Veränderungen schneller merken als wir selbst. Diese »Zeugenschaft« können wir ebenfalls gut nutzen. Im gruppentherapeutischen Setting legen die Teilnehmer:innen gegenseitig Zeugenschaft ab. Am Ende eines gruppentherapeutischen Jahres bekunden sie sich gegenseitig schriftlich die positiven Veränderungen. Auf Karten überreichen sie sich Sätze wie *»Du bist mit viel Kraft, Zuversicht und Stärke gesegnet, die dich weiterhin dranbleiben lassen, um noch mehr Freude in dein Leben einziehen zu lassen.«* Oder: *»Du bist mutig, hast schwierige Dinge offen ausgesprochen und dadurch die Gruppe sehr geprägt. Nach deiner Enthüllung haben auch andere ihre Hüllen fallen gelassen. Danke für deinen Mut.«* Ähnliches beendet auch Familien- oder Paartherapien. Wenn das Klima wertschätzend ist, bitte ich Paare oder Familienmitglieder, sich den Veränderungsprozess gegenseitig schriftlich zu bestätigen.

Liebe zum Detail

Nicht immer müssen es kurze und zum Teil nüchterne Texte wie Dokumente sein. Oft sind längere Texte angeraten, die mit viel Sorgfalt, Aufmerksamkeit und mit Liebe zum Detail geschrieben werden, da es wichtige Schriftstücke sind. Treffe ich auf schreibfreudige Klient:innen, rate ich zu Geschichten: »Fassen Sie doch Ihren Veränderungsprozess in eine kleine Erzählung oder in ein Märchen.« Ein Märchen zeichnet sich durch fantastische Elemente, durch Fabel- und Zauberwesen und durch ritualhafte Wiederholungen aus. Es ist mehr die Frage nach gattungsmäßiger Vorliebe als nach therapeutischem Nutzen, für welche Form wir uns entscheiden.

WERNER kam mit der Diagnose »Erschöpfungssyndrom« zu mir ans Institut. Er war nicht nur ein äußerst engagierter Mitarbeiter eines Telekommunikationsunternehmens, er war aktiver Vater von drei Kindern und hielt sich an die Abmachung mit seiner Frau, die Reproduktionsarbeit 50:50 aufzuteilen. Jahrelang schafften beide den Spagat zwischen Fulltime-Jobs, drei zu versorgenden Kindern und großem Haushalt recht gut – bis Werner befördert wurde. Mit seiner Frau war der Karrieresprung abgesprochen. Sie erhofften sich eine freiere Gestaltung seiner Arbeitszeit, und die höhere Gehaltsklasse sollte erlauben, mehr externe Ressourcen für die Betreuung der Kinder und für den Haushalt zuzukaufen. Womit Werner nicht rechnete: Es fiel ihm unglaublich schwer zu delegieren. Perfektionistisch veranlagt, genügte ihm häufig die Leistung seiner Mitarbeiter:innen nicht, er besserte nach, übernahm komplexere Aufgaben selbst, und letztlich fehlte ihm gar die Zeit, darüber nachzudenken, was er wie, wem und wann übertragen könnte. Das ging – erwartungsgemäß – nicht lange gut. Er wurde als Vater weniger verlässlich, die Kinder rebellierten, im Haushalt wurde er nachlässiger, was ihm seine Frau verübelte. Sein Schlaf wurde leichter, seine Gereiztheit nahm kontinuierlich zu. Ein halbes Jahr hielt er durch, dann brach er zusammen, und es folgte ein stationärer Aufenthalt. In der ambulanten Nachbetreuung hatten wir die Arbeit an drei Zielen vereinbart: delegieren lernen, den Perfektionismus auf ein gesundes Maß zurechtstutzen und sich die Erlaubnis geben, andere enttäuschen zu dürfen. Wir begannen mit der Enttäuschungserlaubnis. Sein Burnout, sein langer Krankenstand waren bereits »gute« Vorarbeiten, meinte er. Er hätte bereits begonnen, andere – seine Kinder, seine Frau, seine Vorgesetzten und Mitarbeiter:innen – zu enttäuschen. Nach ungefähr fünfzig Gesprächen konnten wir abschließen, und ich bat Werner um die Geschichte seiner Veränderung.

Schon immer war Leo fleißig gewesen. Er war ein guter Schüler, er war hilfsbereit und ein guter Freund. Seinen Eltern bereitete er viel Freude. Er musste ausgleichen, da seine Schwester ihnen viele Sorgen machte. Er lernte gerne, dies hielt sich bis ins Erwachsenenleben. Er war als Student, später dann als Mitarbeiter, als Vater und als Hausmann sehr fleißig. Aber eines Tages war seine Kraft aufgebraucht. Nichts mehr wollte ihm gelingen. Die Arbeit stapelte sich auf dem Schreibtisch, es wurde täglich mehr statt weniger. Die Kinder wurden ungeduldig, die Hausarbeit strengte ihn enorm an. Auch seine Frau beschwerte sich über seine Unaufmerksamkeit und über seine Vergesslichkeit. Eines Tages ging nichts mehr, er brach zusammen. Da wusste der fleißige Leo, er musste ein anderer werden. Er wusste zwar noch nicht, wer er werden würde, aber – ein bisschen Fleiß war noch vorhanden – er wusste, er würde es herausfinden. Also machte er sich auf die Suche. Er begab sich auf Wanderschaft, er verabschiedete sich von seinen Kindern, von seiner Frau und versprach, zurückzukehren, sobald er wüsste, wer er statt des fleißigen Leo werden wollte. Behänden Schrittes durchmaß er fremde Landschaften, er traf auf neue Menschen, auf alte, weise Menschen. Die müssten es wissen, dachte er und fragte die erste alte Frau: »Liebe Greisin, Sie sind sicherlich voller Lebensweisheiten. Sie können mir sicherlich einen guten Ratschlag geben. Bisher war ich immer fleißig. Nun bin ich auf der Suche nach einer neuen Eigenschaft, die mich künftig auszeichnen soll. Was raten Sie mir?« Die Alte dachte nicht lange nach, mit gütigen Augen und freundlichem Lächeln meinte sie: »Die Antwort liegt in dir, lerne, dir zuzuhören.« Er fand die Antwort zwar sehr weise, doch er hörte nichts, als er in sich hineinhörte. Als die nächste alte Weise zu ihm genau dasselbe sagte, antwortete er leicht erzürnt: »Da ist nichts zu hören!« »Höre genauer hin«, meinte sie, und er hörte genauer hin. Er hörte sein Herz schlagen, sein Blut rauschen, er hörte seinen Atem und seine Gedanken. Er konnte aber das, was er hörte, nicht in Worte übersetzen, trotzdem hörte er in sich hinein. Je weiter er wanderte, je mehr er zu hören lernte, desto mehr hörte er auch, aber das Übersetzen mochte nicht gelingen. Er begegnete einem alten Mann, den wollte er fragen. »Ich höre zwar, aber ich verstehe nicht«, erklärte er dem alten Weisen. »Wie kann ich verstehen lernen?« Der Alte lächelte milde und sagte ein einziges Wort, dann ging er weiter: »Vertraue.« Ratlos blieb Leo zurück. Wem sollte er vertrauen? Worauf sollte er vertrauen?

Wann sollte er vertrauen? Leo hatte viele offene Fragen, aber das Wort »vertraue« klang in ihm weiter, immer wieder hörte er es, wenn er in sich hineinhörte. Lange konnte er nichts damit anfangen, aber dann hatte er einen Traum. Er begegnete all den alten Weisen wieder, sie hielten einen Weisenrat ab und besprachen seinen »Fall«: Was es noch brauche, damit Leo verstünde, dass er mit seinem Fleiß eine gute Basis geschaffen hatte, von der aus er nun vertrauensvoll in die Zukunft blicken könne. Zeit, meinte die eine Weise, Zuversicht, der andere, Mut, die nächste. »All das hat Leo«, fasste die Oberste des Weisenrats zusammen, und sie wandten sich dem nächsten Fall zu. Als Leo erwachte, dachte er über den Traum nach und er wusste: »Ich habe alles in mir. Ich habe Zeit, ich pflege meine Zuversicht und meinen Mut. Ich übe mich im Mir-Vertrauen und danke meinem Fleiß für die gute Landebasis.« Ab nun wurde Leos Leben leichter.

Das Schreiben dieser Geschichte hätte ihm noch mal deutlicher vor Augen geführt, worum es eigentlich ginge. Er dürfe in seiner Leistungsbereitschaft etwas nachlassen, er dürfe sich selbst vertrauen und vor allem: Er solle sich selbst besser zuhören und den Stimmen von außen weniger Bedeutung beimessen. Würden die »Einflüsterer« von außen wieder stärker werden, werde Werner sich an seine Leo-Geschichte erinnern und sie wieder lesen.

Schreibanregung Nr. 28

Denken Sie an eine Erkenntnis, an eine für Sie in letzter Zeit wichtige Erfahrung, die inneres Wachstum zuließ. Vielleicht ist es auch etwas, das Sie im Laufe Ihres Schreibprozesses hier erleben durften. Es muss nichts Großartiges sein, manchmal sind es die kleinen Momente, die »banalen« Ideen, die Veränderungen anstoßen.

- Kleiden Sie diese Erfahrung in eine Geschichte oder in ein Märchen. Es gibt einen Anfangskonflikt, der sich zum Höhepunkt Ihres Textes hin steigert. Dem folgen die Lösung und das Ende der Geschichte.
- Fassen Sie anschließend die »Moral von der Geschichte« folgendermaßen zusammen. »Dichten nach Rezept« nennt sich das Format und beinhaltet folgende Vorgaben: Insgesamt besteht der Text aus maximal 12 Zeilen, die

sich nicht reimen sollen. Folgende Themen sollen vorkommen: ein Tier, zwei Farben, zwei charakteristische Eigenschaften, ein Ort und ein Ich-Satz. Die Reihenfolge, in der die Themen vorkommen, ist beliebig.

Aus Werners Märchen wurde dann:

Fleißig war Leo und sich selbst fremd.
Wie ein braver Esel befolgte er die Regeln der anderen.
Grün und blau ärgerte er sich über die anderen, die freier lebten.
Er ging auf Reisen, lernte ferne Länder und weise Menschen kennen.
Neugierig saugte er alles auf und als er zurückkehrte, wusste er:
Ich kann mir vertrauen und zum Fleiß darf sich Müßiggang gesellen.

Paradox dem Rückfall vorbeugen

Die nächste Anregung, Wichtiges gut zu verankern, ist paradox – sie eignet sich für die Rückfallprophylaxe. Manchmal bitte ich Klient:innen am Ende eines therapeutischen Prozesses – dann, wenn Symptome abgeklungen oder gelindert sind, wenn die erwünschte Veränderung eingetreten ist –, sie sollen sich überlegen, was sie tun müssten, um die Symptome wieder zu verstärken oder sie wieder hervorzurufen. Ich verabschiede sie mit folgender Idee: »Schreiben Sie doch bitte bis zur nächsten Stunde eine Herstellungsanleitung oder eine Gebrauchsanweisung für Ihr Symptom. Was müssten Sie tun, um es wieder hervorzurufen oder um es wieder zu verstärken?« Wem eine solche Anleitung zu technisch ist, der/die kann auch das Kochrezept wählen – für Menschen, die gerne kochen, eine lustvolle Angelegenheit – oder eine ärztliche Verschreibung.

So bat ich Werner am Ende unserer gemeinsamen Arbeit um ein Rezept zur Wiederherstellung seiner Symptomatik. Er kam mit folgendem Text:

Rezept: Depression garniert mit Traurigkeitsschüben

Ingredienzien:

1 kg durch den Fleischwolf gedrehte Selbstabwertung

500 Gramm im Mörser gut zerstampfte Selbstlosigkeit

500 Gramm fein geschnittene, gut durchgearbeitete negative Erfahrungen

300 Gramm alte, gut ausgetrocknete Glaubenssätze

eine scharfe Brise Machtlosigkeit

3 große Portionen Perfektionismus

4 geschälte kluge Ratschläge von außen

ein kräftiger Schuss schwarze, bittere Soße

Alles zusammen gut und lange durchmischen – am besten händisch mit viel Anstrengung. Je nach Belieben noch würzen mit Überlastung, überhöhten Ansprüchen, sozialem Rückzug und – nicht zu vergessen – negativen Erwartungshaltungen.

Beim Abschlussgespräch meinte Werner, das Schreiben hätte ihm großen Spaß bereitet. Aber abgesehen davon, hätte ihm diese Schreibübung noch mal deutlich vor Augen geführt, dass er einen wesentlichen Beitrag dazu leisten könne, nicht wieder in die Depression zu rutschen.

EVA – Sie können sich vielleicht an die Mutter, Ehefrau, Führungskraft mit hohen Ansprüchen (siehe Kap. 5) erinnern – brachte in die Abschlussstunde eine Herstellungsanleitung mit:

Herstellungsanleitung für Erschöpfungssyndrom

Objektbeschreibung: Anleitung zur Entwicklung einer chronischen Erschöpfung

Material und Werkzeuge: Überhöhte Ansprüche, überzogene Vorstellung dessen, was alles besser sein könnte, wenig Schlaf, Missachten eigener Bedürfnisse, viele Sorgen, permanente Überforderung, unerbittlicher Perfektionismus, Außerachtlassen eigener Sehnsüchte (alles erhältlich in unserer Leistungsgesellschaft)

Anleitung: Entwickeln Sie im Laufe Ihres Lebens Ansprüche, die Sie ständig überfordern. Messen Sie sich vor allem mit Menschen, die mehr leisten als Sie und die mehr Erfolg haben. Ganz genau achten sollten Sie auf permanenten zeitlichen Druck. Versuchen Sie, möglichst keine Auszeiten in Ihrem Leben zuzulassen, und fügen Sie immer wieder Sätze wie »Es geht noch besser« oder »Da ist noch Luft nach oben« hinzu. Achten Sie darauf, dass Sie möglichst keine Ruhezeiten haben, auch im Urlaub ist es wichtig, E-Mails abzurufen und berufliche Telefonate zu führen. Besonderes Augenmerk gilt es auf die Missachtung eigener Sehnsüchte zu legen. Eigene Wünsche und Bedürfnisse zu berücksichtigen, wäre ein großer Fehler und würde das Gelingen des Projekts gefährden. Wenn Sie Wut verspüren, fragen Sie nicht nach den Ursachen, ignorieren Sie sie und machen Sie streng nach dieser Anleitung weiter. Suchen Sie auf keinen Fall externe Hilfe, Sie schaffen das alleine. »Selbst ist die Frau/der Mann« – dieses Motto ist für die Herstellung einer chronischen Erschöpfung äußerst wichtig. Gutes Gelingen und viel Erfolg.

> Wesentlich für sie – so Eva nach dem Vorlesen ihrer Herstellungsanleitung – sei es gewesen, sich noch mal vor Augen zu führen, dass sie es beeinflussen könne, ob sie wieder Richtung Erschöpfung gehe, und was sie dabei alles missachten müsse.

Wir sprachen in diesem Kapitel bereits darüber, wie wichtig es sei, Erfahrenes und neues Wissen gut zu integrieren und vor allem als eigene Fähigkeit und Fertigkeit abzuspeichern. Die erwähnten Textsorten leisten dafür einen nützlichen Dienst und sind zudem eine gute Übung für die Rückfallprophylaxe.

Schreibanregung Nr. 29

Suchen Sie sich ein Thema, ein Problem, mit dem Sie sich immer wieder herumschlagen. Es kann – muss aber nicht – im Zusammenhang mit Ihrem Veränderungsprozess stehen. Es können Ihre hohen Anforderungen sein, Ihr mangelndes Berücksichtigen eigener Bedürfnisse, Ihr selbstloses Dasein für andere. Schreiben Sie entweder ein Rezept für dieses Problem oder eine Herstellungsanleitung. Überlegen Sie sich:

- Welche einzelnen Bestandteile bzw. Ingredienzien benötigen Sie?
- Wie viel brauchen Sie jeweils davon?
- Wie bauen bzw. mischen Sie sie zusammen, um zum erwünschten Ergebnis zu kommen?

Neben Herstellungsanleitungen oder Rezepten sind geschriebene Reden oder Manifeste passende Textsorten, um Erkenntnisse gut zu verankern. Ihr öffentlicher Charakter betont ihre Bedeutung. Sie werden vor Publikum bzw. vor »Zeug:innen« vorgetragen und verkünden Absichten öffentlich. Vereine, Parteien oder Künstlergemeinschaften nutzen sie, um ihr Programm, ihre Prinzipien und Ziele zu propagieren, um künftiges Verhalten vorwegzunehmen. Auch für unsere Zwecke – die Rückfallprophylaxe – sind sie also bestens geeignet. Sie zeichnen sich durch bildhafte Sprache, die an eine feierliche Überreichung denken lässt, und durch pointierte, oft sehr scharfe, Formulierungen aus.

Schreibanregung Nr. 30

Schreiben Sie ein Manifest Ihrer Selbstwirksamkeit.

- Welche Prinzipien gelten?
- Welche Absichten vertreten Sie?
- Welche Ziele wollen Sie erreichen?

Hier Evas Manifest als Beispiel:

Es ist Schluss mit der Tyrannei durch die Arbeit! Wir werden uns nicht länger von ihr drangsalieren lassen, wir liefern uns nicht länger an sie aus. Ab sofort greifen wir zu Gegenmaßnahmen. Wir schließen einen Pakt mit dem Müßiggang. Er wird künftig den Ton angeben und uns behutsam durch das Leben führen. Wir werden nicht länger unseren Körper missachten, seine Bedürfnisse ignorieren und uns nicht mehr von den Wellen des schlechten Gewissens, der mangelnden Selbstfürsorge und der seit Jahrzehnten gewohnten Selbstüberforderung mitreißen lassen.

Leistung, Überforderung, ständiger Zeitdruck, Hektik haben abzudanken, Genuss, Freude und Leichtigkeit werden ihren Platz einnehmen. Wir fordern ein selbstbestimmtes Leben statt Fremdorientierung und die Einhaltung der Menschenrechte, die uns ein Leben in Freiheit garantieren und nicht ein Leben unter der Knute von Leistung und Überlastung. Mit dem Schließen des SEWIPA, des Selbstwirksamkeitspakts, werden wir jeden Versuch, über uns zu bestimmen, bekämpfen und uns gegenseitig unterstützen, um ein freieres Leben führen zu können, das uns und unseren Bedürfnissen, Sehnsüchten und Wünschen gerechter wird.

Beachte:

Textsorten, die sich für das Verankern wichtiger Erfahrungen bewährt haben:

- Erzählungen und Märchen
- Dokumente und Zertifikate
- Herstellungsanleitungen und Rezepte
- Manifeste und Reden.

11 ENDE GUT

Wir nähern uns dem Ende. Sie haben einiges über Selbstwirksamkeit erfahren, welche Faktoren sie stärken und wie Sie sie schreibend nutzen können. Sie haben sich als kreativ wahrgenommen, Sie haben erlebt und gespürt, wie sich beim Schreiben Ihr Zeitgefühl verändert. Sie haben gelesen, wie wir uns verändern und welche unterschiedlichen Stufen wir dabei durchlaufen. Nun wissen Sie, wie wir schreiben können, um Klarheit zu erlangen, und wie wir Gedanken ordnen sowie Ambivalenzen erfassen und klären können. Wie wir Abstand gewinnen und unproduktives Verhalten durchbrechen und wie wir Scham reduzieren können, auch dafür bietet Schreiben gute Möglichkeiten. Wie wichtig es ist, die eigene Lebensgeschichte, wenn wir unter ihr leiden, um andere Erfahrungen, die wir gemacht haben und die uns stärken, zu ergänzen – auch darüber haben Sie gelesen. So werden Ihre »neuen« Geschichten bedeutsam und zukunftsweisend.

Wie wichtig es ist, neue Erfahrungen, Erkenntnisse und neues Wissen über uns gut in uns zu verankern und wie Sie dies gestalten können, war das Thema des vorhergehenden Kapitels.

Feilen an besonderen Texten

Wir erfahren beim Schreiben, dass wir mit dem, was wir tun, etwas bewirken können – und wenn es auch »nur« eine neue Sichtweise oder eine neue Perspektive ist. Dieses Gefühl von Selbstwirksamkeit können wir verstärken, indem wir Texte ganz bewusst gestalten. Im sechsten Kapitel habe ich gezeigt, dass es hilfreich und heilsam sein kann, sich von Problemen zu distanzieren und wie wir das schreibend erreichen können. Sind wir zu sehr mit dem Problem assoziiert, fehlt uns für hilfreiche Lösungen die nötige Distanz. Texte zu gestalten, ist eine Form von Distanzierung vom Problem und therapeutisch ratsam. Was für Schriftsteller:innen selbstverständlich ein Teil ihrer Arbeit ist, ist für therapeutisch Schreibende ein bewusst eingesetzter, heilsamer Arbeitsschritt.

Gleich vorweg: Nicht alle Texte, die wir schreiben, müssen oder sollten überarbeitet werden. Aber es gibt immer ein paar spezielle Texte, die uns viel bedeuten. Ihnen verdanken wir eine wichtige Erkenntnis. Diese Texte sind es, die eine Überarbeitung verdienen. Aber auch Texten, zu denen wir noch Distanz brauchen, schenken wir sprachlich, stilistisch und inhaltlich noch mal Aufmerksamkeit. Dies unterstreicht zum einen ihre Bedeutsamkeit, zum anderen können wir durch das Überarbeiten unsere Erkenntnisse besser verankern.

Präzise benennen

Aber wie können wir Texte überarbeiten? Wir könnten zunächst den Text in seiner Gesamtheit betrachten. Wie ist der Einstieg in den Text? Wie ist der Hauptteil gestaltet? Wie steigen Sie aus dem Text aus? Überlegen Sie, ob Aussagen im Text klarer, schärfer herausgearbeitet werden können. Lassen sich einzelne Worte durch bessere, durch konkretere ersetzen? Wählen Sie den Begriff, der am nächsten dran ist, der den Punkt möglichst genau trifft: statt »Gefühle« eher Angst, Erleichterung oder Schwere, statt »Bedürfnisse« z. B. Lust auf Sexualität oder Sehnsucht nach Nähe. Machen Sie Aussagen präziser, konkreter, anschaulicher. Wo können Sie den Text straffen? Achten Sie auf den Sprachrhythmus. Wenn wir Texte laut lesen, fällt uns auf, wo wir hängen bleiben, wo wir beim Lesen stolpern, wo der Text holprig klingt.

Dann achten wir auf die Bilder, die wir im Text entworfen haben. Sind sie stimmig oder schief, sind sie klischeehaft? Wir vermeiden und ersetzen stehende Wendungen wie »glühende Hitze«, »nackte Wahrheit« oder »gähnende Leere«. Fallen uns bessere, schärfere, treffendere Bilder ein? Passt das gewählte Tempus oder fühlt es sich besser an, wenn wir den Text statt ins Präsens ins Präteritum setzen - oder umgekehrt? Wie wäre es, würden wir den Text statt in der Ich-Form in der Sie-/Er-Form schreiben – oder umgekehrt? Welcher Unterschied würde dadurch entstehen? Können wir den Konjunktiv durch den Indikativ ersetzen. Können wir statt »Ich wäre erleichtert« schreiben: »Ich bin erleichtert«? Können Sie überflüssige Adjektive streichen, Substantive durch verbale Wendungen ersetzen? Wir achten darauf, ob wir Elemente (bestimmte Worte, Gedanken) wiederholen können, um dadurch die Aussage eines Textes zu unterstreichen, um bestimmte Stellen, bestimmte Eindrücke hervorzuheben.

Schreibanregung Nr. 31

Sie haben bereits viele Texte geschrieben. Lesen Sie sie noch mal durch. Sicherlich sind welche darunter, die Sie entweder besonders gelungen oder besonders bedeutsam empfinden. Wählen Sie einen oder auch mehrere aus. Das Überarbeiten beschert Ihnen abermals eine intensive Begegnung mit Ihren Texten und weitere Selbsterkenntnisse.

Überarbeiten Sie den Text oder die Texte nach den oben angegebenen Kriterien. Nicht alle werden passen, entscheiden Sie sich für jene, die Ihnen sinnvoll erscheinen.

- Passt die Struktur des Textes, oder möchten Sie daran etwas ändern?
- Manchmal gewinnen Texte, wenn man kürzt und Redundanzen streicht.
- Und im Gegenzug können Sie manchmal die Intensität Ihres Textes durch Wiederholungen erhöhen.
- Passen die einzelnen Sätze, oder können Sie präziser formulieren?
- Wählen Sie treffendere Worte, das verstärkt die Aussagekraft Ihres Textes.
- Vielleicht macht es Sinn, den Text mit einem Titel zu versehen.

Was hat sich durch die Überarbeitung verändert? Machen Sie sich ein paar Notizen dazu.

Beachte:

- Texte zu überarbeiten, bringt therapeutischen Mehrwert – nicht bei allen, aber bei besonderen Texten – bei denen, die Ihnen wichtig sind.
- Achten Sie auf den Aufbau, auf einzelne Wörter, auf die Form – gestalten Sie bewusst.
- Durch die Wahl eines Titels kann auf die Aussage noch mal fokussiert werden.

Wenn Sie den einen oder anderen für Sie wichtigen Text überarbeitet haben, böte sich eine weitere abschließende Übung an: Schreiben Sie eine Buchkritik. Lassen Sie zwischen dem Lesen Ihrer Texte und dem Verfassen der Rezension einige Zeit verstreichen. Gehen Sie wohlwollend mit Ihrem »Werk« um.

Eva schrieb folgende Rezension über ihre Texte:

Das Debüt von E. R. ist aufschlussreich. Es spiegelt die persönliche Entwicklung der Autorin wieder – viele Hinweise im Text lassen auf einen autobiografischen Bezug schließen. Die ersten Texte sind Klagelieder. Bekenntnisse und Beschwerden treten dominant aus ihnen hervor. Die Protagonistin ist dem Leben, der Hektik, der permanenten Überforderung ausgeliefert. Wie ein kleines Segelboot wird sie im stürmischen Ozean des Lebens durch die Lüfte gewirbelt, ohne Halt, ohne Steuerung. Von Text zu Text verwandelt sich die Autorin mehr in einen sicheren Dreimaster, der Spur hält im unruhigen Gewässer. Sie wird sich ihrer Stärken und Fähigkeiten bewusst und bietet dem heftigen Seegang die Stirn, um am Ende errungen zu haben, wofür sie zu schreiben begonnen hat: stärker zu werden, um das Ruder herumzureißen, um Oberwasser zu gewinnen und das Steuerrad mit sicherer Hand zu führen. Obwohl sich die Lebensumstände wenig geändert haben, haben sich Haltung und Werte der Autorin wesentlich geändert. Sie anerkennt ihre Leistungsgrenzen, Lebensqualität hat Vorrang vor Leistungsnormen. Durch das Schreiben ist sich die Autorin nicht nur auf die Spur gekommen, sie ist vor allem eines: sich näher gekommen. Dafür hat es sich gelohnt.

Anna hat über ihre Texte folgende Kritik verfasst:

> *Wir lesen die Texte einer Frau, die mit und – leider auch allzu oft – gegen sich kämpft. Einleitend erfahren wir von einer Frau, die ständig über ihre Grenzen geht, die ihre Bedürfnisse nicht respektiert, die funktioniert, aber nicht wirklich lebt. Wäre dies der ausschließliche Tenor ihrer Texte, würden wir Leser:innen das Buch wohl bald mit dem Kommentar »ein Klagelied« zur Seite legen und uns konstruktiveren Texten zuwenden. Wir würden vorschnell urteilen. Das Buch gewinnt zunehmend an Kraft, je mehr die Autorin Augenmerk auf Gelingendes legt, auf Ausnahmen vom Leid, auf Veränderungen und Fortschritte. Hier wird der Wandel, den sie vollzieht, spür- und sichtbar. Hier macht sie Mut, hier vermittelt sie Zuversicht und trägt dazu bei, Lust auf die eigene Veränderung entstehen zu lassen. Insofern ist das Werk der Autorin nicht nur Zeugnis eines bewundernswerten Veränderungsprozesses, sondern auch ein Mutmachbuch, das ich allen, die sich verändern wollen – in welche Richtung auch immer –, ans Herz legen kann.*

Schreibanregung Nr. 32

Nehmen Sie die Haltung einer Kritiker:in ein und schreiben Sie eine wohlwollende Kritik. Es geht nicht um eine überkritische, streng wertende Besprechung; werfen Sie stattdessen einen wertschätzenden Blick auf Ihre Texte. Heben Sie Gelungenes hervor, fokussieren Sie auf Ihre Entwicklung im Laufe des Schreibprozesses und weisen Sie – dezent und freundlich – auf weiteres Entwicklungspotenzial hin.

- Wie lautet der Tenor der Texte?
- Welche Entwicklung nehmen die Texte?
- Was zeichnet die Autor:in aus?
- Welche weiteren Entfaltungsmöglichkeiten vermuten Sie bei der Autor:in?
- Wie lautet das abschließende Urteil?

Drucken Sie – falls Sie am Laptop oder am PC geschrieben haben – Ihre Texte aus. Auf Papier sind die Texte präsent, als Datei im Desktop drohen sie im »rauschenden Strom der Daten« zu verschwinden, wie es der Schriftsteller

Kurt Drawert formuliert (2012, S. 65). Wenn Sie sie als »gesammelte Werke« in einer Mappe aufbewahren, können Sie in Zeiten des Zweifelns oder der Not schneller danach greifen und nachlesen im »Buch meiner Weisheiten«. Einige meiner Klient:innen, die sich diesem intensiven Schreibprozess gewidmet haben, ließen die Texte – nach einer Phase der Überarbeitung – zu einem Buch binden. Welch wunderbare Wertschätzung der eigenen Texte.

Dranbleiben

Nun bleibt »nur« noch ein letzter, aber wesentlicher Aspekt des therapeutischen Schreibens: Es geht um das Dranblieben, damit Sie das Erreichte stabilisieren und die Methode des Schreibens auch in Zukunft nutzen können.

Sie erinnern sich an Prochaskas Veränderungsstufen? Er schreibt, Menschen machten oft den Fehler, das neue Verhalten, das sie sich schwer erarbeitet haben, nicht lange und nicht ausgiebig genug zu üben. So entstünden Rückfälle, Demotivation und Resignation. Neues Verhalten müsse man trainieren – so, als würden wir uns für einen Marathon vorbereiten. Niemand läuft die 42 Kilometer aus dem Stand. Läufer:innen würden sich präzise darauf vorbereiten, ihre Leistungen langsam, aber kontinuierlich steigern. Dies gilt auch für das Schreiben: Bleiben Sie dran, nutzen Sie es auch über die Seiten dieses Buches hinaus.

Sie haben auf diesen Seiten viele, sehr unterschiedliche Anregungen erhalten, Sie haben sich geübt im Umformulieren und Anpassen von Schreibanregungen für Ihre Zwecke, wenn die vorgeschlagenen Ideen Ihnen nicht passend erschienen. Oder sie haben eine, zwei oder drei bewährte Schreibmethoden gefunden, die Ihnen eine gute Entlastung und/oder nötige Erkenntnisse gebracht haben. Dann bleiben Sie dran.

Auch wenn sich Ihre gewählten Schreibmethoden bewährt haben: Abwechslung in der Wahl Ihrer bevorzugten Schreibanregungen ist gut und sinnvoll. Immer die gleichen zu benutzen, kann dazu führen, dass sie keine neuen Erkenntnisse mehr bringen. Wechseln Sie von der Kurzform zu längeren Texten und umgekehrt, schreiben Sie mal erzählend, dann wieder dialogisch. Nutzen Sie poetische Textsorten wie Erzählung, Märchen oder lyrische Formen genauso wie Gebrauchstexte, also Rezepte, Manifeste oder Kritiken.

Ihre Motivation war und ist eine wichtige Verbündete, wenn es darum geht, ein neues Verhalten oder neue Ansichten weiterhin aufrechtzuhalten und das

Schreiben auch künftig zu pflegen. Nutzen Sie Schreiben als tägliches oder wöchentliches Ritual. Gönnen Sie sich diese Zeit für Ihre Selbstreflexion. Schenken Sie sich diese Zeit zum Innehalten und zum Entschleunigen. Fragen Sie sich nicht, ob Sie Lust zum Schreiben haben. Fragen Sie sich auch nicht, ob Sie die Zeit dafür erübrigen können oder wann genau der richtige Zeitpunkt dafür ist. Fragen Sie genauso wenig, ob Sie die dafür nötige Energie aufbringen können. Tun Sie es einfach.

Es wäre schade, wenn Sie diese Kompetenz, die Sie im Laufe Ihrer Arbeit mit diesem Buch erworben haben, wieder verlieren würden. Nehmen Sie Stift und Papier oder Ihr Tablet, Ihren Laptop zur Hand und legen Sie los. Es ist nicht viel, was Sie brauchen. Ein täglich geernteter Satz (Schreiber 2017), ein Haiku, ein Aphorismus[5], ein Vierzeiler kann in der Straßenbahn entstehen, die Idee für eine Geschichte kann, während sie auf eine Freund:in warten, auftauchen, und für automatisches Schreiben brauchen Sie maximal zehn Minuten. Tun Sie es einfach! Niemand sagt, dass Sie mit diesem Buch nur einmal arbeiten dürfen. Für Ihre nächsten Anliegen steht es Ihnen wieder zur Verfügung.

Schlussbilanz

Darf ich Sie noch mal an die sechs Phasen der Veränderung erinnern? Anfangs haben Sie sich eingestuft, nun ist es an der Zeit, erneut einen Blick auf die Stufen zu werfen und sich zu fragen: Wo befinde ich mich jetzt – nach all diesen Überlegungen und Schreibübungen?

Kurz zusammengefasst: In den ersten drei Phasen – der *Präkontemplation*, der *Kontemplation* und der Phase der *Entscheidung* – haben wir hauptsächlich an Einstellungen und Ambivalenzen gearbeitet, um die vierte Phase, jene des *Handelns* zu erreichen. Dort setzen wir um, was wir in den vorhergehenden Veränderungsstadien mental vorbereitet und wozu wir uns gut motiviert haben. Wir sind bereit, erste Schritte zu setzen, oder wir haben es bereits erfolgreich getan. Im nächsten Veränderungsstadium, dem der *Aufrechterhaltung* ist das Üben im Fokus unseres Tuns. Neues Verhalten muss trainiert werden.

> Also: Üben, üben, üben – lautet der Schlüssel zum Erfolg.

5 Unter einem Aphorismus versteht man einen geistreichen, geschliffenen Satz, der eine Weisheit, eine wichtige Erfahrung formuliert.

Wir brauchen Durchhaltevermögen, die Fähigkeit und Bereitschaft dranzubleiben, und wir brauchen immer wieder Motivation. Schreibend können wir auf diese Kompetenzen fokussieren und sie fördern.

Dies ist auch jene Stufe der Veränderung, in der es darum geht, einem Rückfall vorzubeugen, in der Programme, die sich vom alten Muster unterscheiden, entwickelt werden. Statt wie früher zu essen oder zu trinken, würde sich ein Gespräch anbieten, statt in Erstarrung und Lähmung zu versinken, wäre Bewegung und Sport angeraten. Schreibanregungen in dieser Phase gibt es viele, sie dienen hauptsächlich der Rückfallprophylaxe. Wir können auch ein großes Repertoire an unterschiedlichen Textsorten nutzen. Gebrauchstexte wie Anleitungen, Manifeste, Reden oder Zertifikate haben den Sinn, Bewältigtes festzuhalten, Gelungenes zu sichern und auf Dauer sichtbar zu machen. Jetzt gilt es, die bisher erreichten Erfolge schreibend gut zu verankern und Rückfällen vorzubeugen.

Vielfältige Möglichkeiten, einen Prozess schriftlich zu begleiten, bieten sich auch in der sechsten und letzten Phase an – im Stadium des *Beendens*. Der Veränderungsprozess ist abgeschlossen, alte Muster greifen nicht mehr, die neuen Verhaltensweisen sind auch in schwierigen Zeiten stabil. Sie haben das Selbstvertrauen und die Zuversicht, dass es keinen Rückfall mehr geben wird. Sollte dennoch ein Rückfall passieren, haben Sie Mittel und Methoden zur Hand, ihn zu bewältigen. Sie spüren die tiefe Zufriedenheit mit der vollzogenen Veränderung. In dieser Phase geht es um das Festschreiben der Lösungen, um das Internalisieren Ihrer Fähigkeiten. Sie können Ihren Wandel in Briefen oder Gedichten festhalten. Rituale, die dazu beitragen, Lösungen zu verankern, können verschriftlicht werden.
Zum Abschluss noch ein letztes Mal zwei Anregungen:

Schreibanregung Nr. 33

Gehen Sie zu Ihren ersten Texten zurück.

- Sie haben sich eingangs selbst eingestuft.
- Wie fällt die Einstufung heute aus?

Werfen Sie ein letztes Mal einen Blick auf Ihren eingangs formulierten Zielsatz, mit dem Sie Ihr »Veränderungsprojekt« zusammengefasst haben:

- Was hat sich verändert?
- Was sagt dies über Sie als Person aus?
- Wie verändern diese Erfahrungen Ihre Selbsterzählung?

Schreibanregung Nr. 34

Sie haben zu Beginn Ihrer Arbeit mit diesem Buch (siehe Kap. 1) ein Akrostichon über »Selbstwirksamkeit« verfasst. Schreiben Sie noch mal einen Text, dessen Verszeilen mit den Buchstaben des Wortes »Selbstwirksamkeit« beginnen. Können Sie schon umgesetzte Ideen formulieren, wie im folgenden Beispiel?

***S**chreibend*
***E**nge verloren*
***L**osgelassen die unnötigen Zweifel*
***B**unter geworden ist meine Welt und etwas*
***S**orgloser*
***T**iefe Erkenntnisse erlangt*
***W**odurch ich mich weiterentwickelte*
***I**ntensive Begegnungen mit mir*
***R**aum für mich genossen und mich*
***K**reativ erfahren*
***S**chreiben hat mir geholfen, ich wurde*
***A**chtsamer*
***M**ir gegenüber und anderen gegenüber*
***K**onnte mitnaschen bei anderen, ihre*
***E**rfahrungen nutzen*
***I**hre Entwicklungen bezeugen, Schreiben*
***T**ut gut*

Was hat sich zwischen dem ersten und dem letzten Akrostichon verändert?

Danksagung

Zum Gelingen dieses Buches haben viele beigetragen – bei ihnen möchte ich mich bedanken. Meinen Klient:innen danke ich dafür, dass sie ihre Erfahrungen mit mir teilten, und für das Einverständnis, ihre Texte veröffentlichen zu dürfen. Meiner Schwester Ruth und Tina Eberhart danke ich für die aufmerksame und kritische Lektüre des Manuskripts. Danke auch an Christine Czinglar für die großzügige Gastfreundschaft in meiner Schreibklause. Ohne diesen Rückzugsort fern von meinen regulären Arbeitsplätzen wäre das Buch nicht entstanden. Gabriele Masuch danke ich herzlichst für das sorgsame Lesen und für die konstruktiven Rückmeldungen zu den Schreibanregungen. Nicht zuletzt danke ich auch meinem Lebensgefährten Helmut Luger. Sein scharfer Verstand, seine sprachliche Sorgfalt, seine Ermutigungen kamen mir und dem Buch sehr zugute.

Literatur

Antonovsky, A. (1997): Salutogenese. Zur Entmystifizierung der Gesundheit. Tübingen (dgvt).

Asay, T. P. u. M. J. Lambert (2001): Empirische Argumente für die allen Therapien gemeinsamen Faktoren: Quantitative Ergebnisse. In: M. A. Hubble, B. L. Duncan u. S. D. Miller: So wirkt Psychotherapie. Empirische Ergebnisse und praktische Folgerungen. Dortmund (modernes lernen), S. 41–81.

Bandura, A. (1977): Self efficacy. Towards a unifying theory of behavioral change. *Psychological Review* 84: 191–215.

Böhm, M. (2020): Den Gedanken Flügel verleihen. Interview mit der Schreibexpertin Marianela Diaz Meyer. *Rondo* 1075/*Der Standard*, 28.8.2020, S. 8–9. Verfügbar unter https://www.pressreader.com/austria/der-standard/20200828/282054804416731 [20.4.2021].

Cixous, H. (2019): Ist die Frage nach der Frau noch wichtig? Ein Gespräch mit der Pariser Philosophin und Schriftstellerin Hélène Cixous. *Die Zeit* Nr. 33, 8.8.2019, S. 37.

Denborough, D. (2017): Geschichten des Lebens neu gestalten. Grundlagen und Praxis der narrativen Therapie. Göttingen (Vandenhoeck & Ruprecht).

de Shazer, S. u. Y. Dolan (2008): Mehr als ein Wunder. Lösungsfokussierte Kurztherapie heute. Heidelberg (Carl-Auer).

Drawert, K. (2012): Schreiben. Vom Leben der Texte. München (C. H. Beck).

El-Mafaalani, A. (2020): Mythos Bildung. Die ungerechte Gesellschaft, ihr Bildungssystem und seine Zukunft. Köln (Kiepenheuer & Witsch).

Freedman, J. a. G. Combs (1996): Narrative therapy. The social construction of preferred realities. New York/London (Norton & Company).

Freedman, J. a. G. Combs (2019): Narrative therapy's focus on politics and limiting discourses. Workshop beim Jubiläumskongress der Österreichischen Arbeitsgemeinschaft für Systemische Therapie und Studien, Mai 2019. Verfügbar unter https://www.oeas-kongress.com/archiv/vorträge [23.8.2020].

Fritsch-Vivié, G. (2010): Nelly Sachs. Reinbek bei Hamburg (Rowohlt).

Grawe, K. (2000): Psychologische Therapie. Göttingen (Hogrefe).

Grossmann, K. P. (2000): Der Fluss des Erzählens. Narrative Formen der Therapie. Heidelberg (Carl-Auer).

Heimes, S. (2012): Warum Schreiben hilft. Die Wirksamkeitsnachweise zur Poesietherapie. Göttingen (Vandenhoeck & Ruprecht).

Huisman, V. (2019): Die Entflohene. Frankfurt a. M. (Fischer).

Kabat-Zinn, J. (2013): Gesund durch Meditation. Das große Buch der Selbstheilung mit MBSR. München (Knaur).

Kast, B. (2015): Und plötzlich macht es KLICK. Das Handwerk der Kreativität oder Wie die guten Ideen in den Kopf kommen. Frankfurt a. M. (Fischer).

Klüger, R. (1992): weiter leben. Eine Jugend. Göttingen (Wallstein).

Koch, H. u. N. Kessler (Hrsg.) (1998): Schreiben und Lesen in psychischen Krisen. Gespräche zwischen Wissenschaft und Praxis. Bonn (Psychiatrie-Verlag).

Martel, Y. (2003): Schiffbruch mit Tiger. Frankfurt a. M. (Fischer).

Müller, H. (2014): Mein Vaterland war ein Apfelkern. Ein Gespräch. München (Hanser).

Muschg, A. (1981): Literatur als Therapie? Ein Exkurs über das Heilsame und das Unheilbare. Frankfurter Vorlesungen. Frankfurt a. M. (Suhrkamp).

Nin, A. (1974): Tagebücher 1947–1955. Frankfurt a. M. (Fischer).

Omer, H. u. A. von Schlippe (2004): Autorität ohne Gewalt. Coaching für Eltern von Kindern mit Verhaltensproblemen. Göttingen (Vandenhoeck & Ruprecht).

Penn, P. (2009): Joined imaginations. Writing and language in therapy. Ohio (Taos Institute).

Petzold, H. G. u. I. Orth (1995): Poesie- und Bibliotherapie. Entwicklung, Konzepte und Theorie – Methodik und Praxis des Integrativen Ansatzes. In: H. G. Petzold u. I. Orth (Hrsg.): Poesie und Therapie. Über die Heilkraft der Sprache. Paderborn (Junfermann), S. 21–101.

Prochaska, J. O. u. J. M. Prochaska (2016): Changing to thrive. Using the stage of change to overcome the top threats to your health and happiness. Minnesota (Hazelden).

Rosenkranz, J. (2019): »Die Melancholie nimmt ab, wenn ich schreibe.« Virginia Woolf (1882–1941). In: J. Rosenkranz: Zeile für Zeile mein Paradies. Bedeutende Schriftstellerinnen – 18 Porträts. München (Piper), S. 111–130.

Schmidt, G. (1980): Vorwort zur Neuauflage. In: J. K. Zeig (Hrsg.): Meine Stimme begleitet Sie überallhin. Stuttgart (Klett-Cotta), S. 7–14.

Schmidt, G. (2012): Liebesaffären zwischen Problem und Lösung. Hypnosystemisches Arbeiten in schwierigen Kontexten. Heidelberg (Carl-Auer), 4. Aufl.

Schreiber, B. (2017): Schreiben zur Selbsthilfe: Worte finden, Glück erleben, gesund sein. Berlin (Springer).

Schurig, D. (2019): Ich war's doch gar nicht. Heidelberg (Carl-Auer).

Spitzer, M. (2007): Gefühle be-schreiben. Wissenschaft und Liebesbriefe. *Nervenheilkunde* 26 (1/2): 9–12.

Spitzer, M. (2014): Digitale Demenz. München (Droemer).

Tallman, K. u. A. C. Bohart (2001): Gemeinsamer Faktor KlientIn: SelbstheilerIn. In: M. A. Hubble, B. L. Duncan u. S. D. Miller: So wirkt Psychotherapie. Empirische Ergebnisse und praktische Folgerungen. Dortmund (modernes lernen), S. 85–136.

Unterholzer, C. C. (2017): Es lohnt sich, einen Stift zu haben. Heidelberg (Carl-Auer).

Unterholzer, C. C. (2018): Externalisieren. In: K. von Sydow u. U. Borst (Hrsg.): Systemische Therapie in der Praxis. Weinheim/Basel (Beltz), S. 302–308.

Wachter, M. von u. A. Hendrischke (2017): Das Ressourcenbuch. Selbstheilungskräfte in der Psychotherapie erkennen und von Anfang an fördern. Stuttgart (Klett-Cotta).

Welter-Enderlin, R. u. B. Hildenbrand (Hrsg.) (2006): Resilienz – Gedeihen trotz widriger Umstände. Heidelberg (Carl-Auer).

Werder, L. von (1996): Die eigene Lebensgeschichte verstehen – durch kreatives Schreiben. *Spektrum Freizeit. Forum für Wissenschaft, Politik & Praxis* 18 (2/3): 199–216.

Werder, L. von (2017): Das Wörterbuch des Kreativen Schreibens. Begriffe, Textsorten, Übungen, Schreibspiele, Schreibtheorien, Schreibtherapien, Schreibpädagogik, Bd. I+II. Berlin/Strasburg/Milow (Schibri).

Woolf, V. (1993): Die Fahrt zum Leuchtturm. Frankfurt a. M. (Fischer).

Zels, M. (2017): Fast wie Freunde. Mannheim (Kunstanstifter).

Über die Autorin

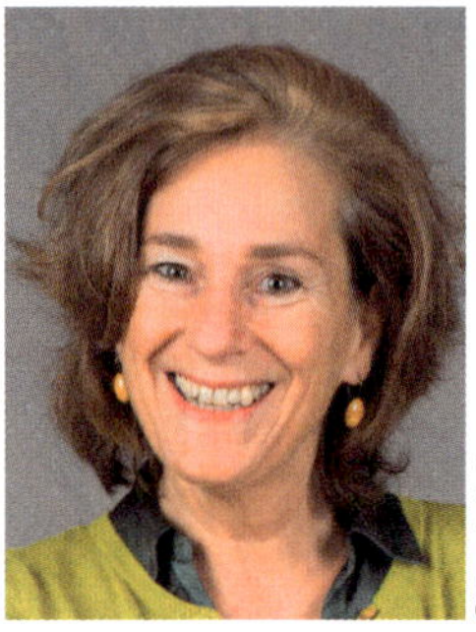
© Dominik Matyas

CARMEN C. UNTERHOLZER, Dr.[in] phil., Psychotherapeutin (systemische Familientherapie) am Institut für Systemische Therapie (IST), Wien, Lehrtherapeutin für systemische Familientherapie in der Österreichischen Arbeitsgemeinschaft für Systemische Therapie und Studien (ÖAS), Wien; Weiterbildung in Poesie- und Bibliotherapie (Fritz-Perls-Institut, Düsseldorf) und Hypnotherapie (nach Milton H. Erickson); Lehrtätigkeit an den Universitäten Innsbruck und Klagenfurt, langjährige Erfahrung als Leiterin von Seminaren. Coaching- und Supervisionstätigkeit im Bildungs- und Sozialbereich. Autorin von *Es lohnt sich, einen Stift zu haben. Schreiben in der systemischen Therapie und Beratung* (2017), Herausgeberin (zus. mit Astrid Just) von *Wie Symptome siegen und wie sie scheitern* (2019), *Handbuch der systemischen Gruppentherapie. Ansätze, Methoden, Zielgruppen, Störungsbilder* (2022), Autorin zahlreicher Fachartikel.